EINFACHES PHARMAKOLOGISCHES PRAKTIKUM

FÜR MEDIZINER

VON

R. MAGNUS
PROFESSOR DER PHARMAKOLOGIE
IN UTRECHT

MIT 14 ABBILDUNGEN

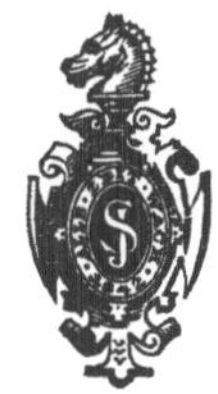

BERLIN
VERLAG VON JULIUS SPRINGER
1921

ISBN-13: 978-3-642-90070-9 e-ISBN: 978-3-642-91927-5
DOI: 10.1007/978-3-642-91927-5

Vorwort zur deutschen Ausgabe.

An der Utrechter Universität hören die Studenten der Medizin in den beiden, dem Kandidatsexamen (das dem deutschen Physikum entspricht) vorhergehenden Jahren eine einstündige Vorlesung über Pharmakologie, in welcher die Arzneiwirkungen auf gesunde Versuchstiere in einer Weise behandelt werden, daß es Studenten verstehen können, welche gleichzeitig Vorlesungen über Anatomie und Physiologie hören. Nach dem Kandidatsexamen wird dann zwei Jahre lang eine zweistündige Vorlesung besucht, in welcher, zusammen mit der pathologischen Physiologie, die experimentelle Therapie der Organsysteme, z. B. Kreislauf, Atmung, Nervensystem usw., behandelt wird. Durch diese Einteilung wird erreicht, daß die Studenten, wenn sie in die Klinik kommen, bereits eine Kenntnis von den einfachen Arzneiwirkungen besitzen, die sie befähigt, die Klinik mit mehr Erfolg zu besuchen, und daß andererseits die Vorlesung über pathologische Physiologie und experimentelle Therapie auf ein höheres Niveau gebracht werden kann, weil die elementaren Arzneiwirkungen bereits vorher besprochen sind.

Das Praktikum konnte leider nicht nach dem Kandidatsexamen gehalten werden, da der Stundenplan für die klinischen Semester bereits überfüllt ist. So wurde ich genötigt, die Übungen in das Jahr vor dem Kandidatsexamen zu verlegen, nachdem also die Studenten bereits ein Jahr lang die Vorlesung über elementare Pharmakologie gehört, und auch schon ein Jahr lang das physiologische Anfängerpraktikum besucht haben.

Für das pharmakologische Praktikum sind wöchentlich zwei Stunden an einem Mittag verfügbar. Die Studenten werden in Gruppen von vier oder fünf eingeteilt. In den letzten Jahren hatten wir jedoch infolge der großen Zunahme der Zahl der Mediziner Gruppen von sechs bis sieben Personen, was weniger erwünscht ist.

Jede Gruppe arbeitet gemeinsam an einem Tisch, der mit Gas, Wasserleitung und Elektrizität versehen ist, und an welchem sich an einer Seite ein Ausguß befindet.

Jede Gruppe stellt ihre Versuche gemeinsam an, für alle Tische sind die Versuche an einem Mittag stets die gleichen.

Abwechselnd ist einer der Studenten von jeder Gruppe mit der Anfertigung des Versuchsprotokolls beauftragt, wobei vor allem darauf geachtet werden muß, daß keine unnötigen vagen Überlegungen gebracht werden, sondern daß nur die Ergebnisse der Versuche genau und wo möglich graphisch oder in Tabellenform mitgeteilt werden. Auch das Anfertigen von Zeichnungen ist nach Möglichkeit zu befördern.

Diese Protokolle werden bei der nächstfolgenden Vorlesung eingeliefert und durch einen Assistenten nachgesehen. Etwaige Fehler werden beim folgenden Praktikum mit der betreffenden Gruppe besprochen. Beim Kandidatsexamen wird bei der Beurteilung der durch den Studenten erworbenen Kenntnisse mit diesen Protokollen ebenfalls Rechnung gehalten.

Am Anfang jedes Praktikums wird eine kurze Einleitung gegeben über die Bedeutung der anzustellenden Versuche und über die zu verwendenden Methoden. Während des Praktikums ist für zwölf Gruppen die Anwesenheit von zwei Assistenten hinreichend, um die Versuche zu beaufsichtigen und nötigenfalls den Studenten zu helfen.

Da das physiologische Praktikum hinreichende Gelegenheit gibt, die Präzisionsmethoden und die Technik der graphischen Registrierung kennenzulernen, wurde bei der Zusammenstellung dieser Übungen ausdrücklich danach gestrebt, zu zeigen, wie man mit den einfachsten Hilfsmitteln und nahezu ohne Apparate ziemlich genaue Beobachtungen anstellen kann.

Die für ein Praktikum bestimmten Versuche sind so eingerichtet, daß sie innerhalb zweier Stunden ablaufen.

Bei der Zusammenstellung der Experimente habe ich teilweise Gebrauch gemacht von früher von mir erworbenen Erfahrungen beim pharmakologischen Praktikum im Laboratorium von R. Gottlieb in Heidelberg, und von den durch Torald Sollman in seinem Textbook of Pharmacology (1. Auflage 1908) gegebenen Vorschriften.

Nach diesen praktischen Übungen, die meistens bis zu den Osterferien dauern, wird der Rest des Studienjahres benutzt, um die gebräuchlichen Experimentalmethoden an Warmblütern zu demonstrieren.

Für diese Demonstrationen werden die Studenten gruppenweise aufgerufen, um von Anfang jedes Versuches an zu assistieren und auf diese Weise die Methoden der Versuchsaufstellung, Narkose und Operation kennenzulernen. Der Demonstration selbst wohnen dann alle Studenten bei.

Auf diese Weise haben die Mediziner, wenn sie später in die

Klinik kommen, durch eigene Beobachtung und Anschauung schon die Wirkung der gebräuchlichsten Heilmittel kennengelernt.

Außerdem halte ich es aber für sehr wichtig, zu zeigen, daß es durch die moderne Entwicklung der Versuchstechnik möglich ist und daher auch verlangt werden muß, fast alle Tierversuche über die Wirkung von Heilmitteln anzustellen, ohne die Tiere zu quälen. Darum werden alle Versuche an Fröschen bei Tieren getan, welche vorher mindestens dezerebriert sind, und bei den Versuchen an Warmblütern werden die verschiedenen Methoden der Narkose mit künstlicher Atmung, Insufflation nach Meltzer usw., Dezerebrieren und Dekapitieren angewendet und ausführlich demonstriert.

Bisher wurden bei jedem Praktikum an die Studenten hektographierte Papiere verteilt mit den Vorschriften der anzustellenden Versuche. Nachdem jedoch, nach einer zehnjährigen Erfahrung, diese Vorschriften einen gewissen Grad von Stabilität erreicht haben, scheint es mir erwünscht, diese in Buchform den Teilnehmern zur Verfügung zu stellen, wobei dann gleichzeitig die unbedruckten Seiten, mit denen das Büchlein durchschossen ist, für die Notizen während des Praktikums gebraucht werden können.

Da an den deutschen Universitäten jetzt auch die Einführung eines pharmakologischen Praktikums erwogen wird, lasse ich diese Vorschriften zugleich in deutscher Sprache erscheinen. Vielleicht findet der eine oder andere Fachgenosse Gelegenheit, ähnliche Übungen anstellen zu lassen. Aus diesem Grunde ist bei jedem Praktikum eine Vorschrift für die nötigen Vorbereitungen mitgegeben.

Utrecht, September 1920.

R. Magnus.

Inhaltsverzeichnis.

I. Praktikum.

Blutspektroskopie.

Eine 10% Auflösung von Blut in gewöhnlichem Wasser (?) dient als Stammflüssigkeit, von welcher die geeigneten Verdünnungen in Reagenzgläsern herzustellen sind.

Alle Blutsorten sind auf Reduzierbarkeit zu untersuchen mit Stokes' Reagens. Alle Spektra sind bei verschiedenen Konzentrationen zu untersuchen und möglichst genau zu zeichnen.

I. **Spektrum des O-Hb** (2 Streifen), durch Reduktion verwandelt in

II. **Hb** (1 verwaschener Streifen).

III. Durch Zusatz von 1 Tropfen einer alkoholischen Amylnitritlösung zu O-Hb wird dieses in **Met-Hb** verwandelt: braune Farbe, charakteristisches vierstreifiges Spektrum (besonders der bei stärkeren Konzentrationen zu sehende Streifen im Rot), welches durch Reduktion in das des Hb übergeht, wobei vorübergehend das Spektrum des alkalischen Met-Hb zu sehen ist (schwächere Konzentration der Lösung).

IV. Durch Durchleiten von Leuchtgas durch eine Blutlösung wird **CO-Hb** gebildet. Das Spektrum ähnelt sehr dem des O-Hb, von dem es nur durch genauere Messung zu unterscheiden ist. Der charakteristische Unterschied besteht darin, daß CO-Hb sich nicht durch Stokes' Reagens (oder $(NH_4)_2S$) reduzieren läßt, und also die 2 Streifen bestehen bleiben.

V. **Chemische Reaktionen auf CO-Blut.**

Je ein Reagenzglas mit gleichen Verdünnungen von normalem und CO-Blut (am besten 1%) werden mit folgenden Reagenzien versetzt:

1. NaOH.
2. Ferrozyankalium und Essigsäure.
3. Bleiessig.
4. Konz. Kupfersulfatlösung (5 Tropfen).
5. Tannin 2%.

Die Farbenunterschiede sind bei 1., 2., 4. vorübergehend, für dauerhafte (forensische) Reaktionen empfiehlt sich besonders die Tanninprobe. Letztere ist auch zum Nachweis kleiner CO-Mengen in Luft geeignet, welche längere Zeit durch eine Blutlösung geleitet wird, mit welcher man nachher die Tanninprobe anstellt.

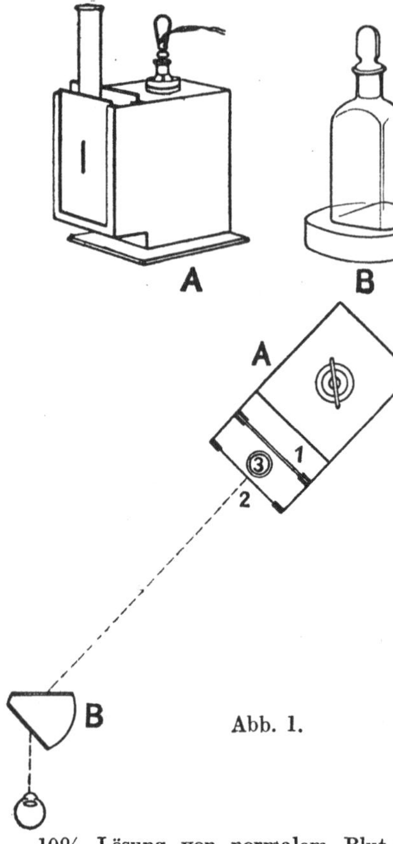

Abb. 1.

Nötige Vorbereitungen.

Auf jedem Tisch.

Praktikumspektroskop.

Dasselbe besteht aus zwei Teilen, der Lampe (A) und dem Prisma (B), welche in einem Abstand von 30 cm auf dem Tische aufgestellt werden. Als Prisma dient eine kleine Glasflasche von schwarzem undurchsichtigem Glas, welche an zwei Seiten abgeschnitten ist. Die Öffnungen sind durch aufgekittete Spiegelglasplatten abgeschlossen, welche miteinander einen Winkel von 60° bilden. Solche Prismenflaschen sind im Handel erhältlich. Sie werden mit Schwefelkohlenstoff gefüllt. Die Lampe besteht aus einem innen weiß und außen schwarz lackierten Blechgehäuse, in welchem sich eine kleine Glühlampe befindet. Die herausziehbare Vorderwand trägt einen Spalt (2) von $^1/_2$ mm Breite. Hinter demselben kann eine Mattglasscheibe (1) eingesetzt werden. Als Absorptionstrog dient ein Reagenzrohr (3), welches zwischen Spalt und Mattscheibe durch eine Klammer befestigt wird. Die Aufstellung ist aus beistehender Skizze ersichtlich.

Zwei Gestelle mit Reagenzgläsern.

10% Lösung von normalem Blut in Wasser (50 ccm).

10% Lösung von kohlenoxydhaltigem Blut in Wasser, bereitet durch Durchleiten von Leuchtgas oder von CO, das aus Ameisensäure und konz. Schwefelsäure bereitet wird (50 ccm).

Stokes' Reagens (frisch bereitet): Ferrosulfat 2 g, Acid. tartaricum 4 g, Lösen in aq. dest. 30 g. Kurz vor dem Gebrauch Ammoniak bis zu schwach alkalischer Reaktion zufügen; es darf keine Trübung entstehen (25 ccm).

Alkoholische Amylnitritlösung 20% (10 ccm).

Pipette.

Natronlauge 20% (25 ccm).

Essigsäure 10% (25 ccm).

Ferrozyankaliumlösung 20% (25 ccm).

Basische Bleiazetatlösung (25 ccm).

2% Tannin (25 ccm).

Gesättigte Kupfersulfatlösung (25 ccm).

Auf dem mittleren Tisch:

Großes Vergleichsspektroskop, mit zwei Flammen und Kuvetten, zur Demonstration der Spektra von CO-Blut und Normalblut.

Spektraltafel.

II. Praktikum.

Chemisches Verhalten der Alkaloide.

1. Alkalische Reaktion: 1 Tropfen 1% Nikotin auf rotes Lakmuspapier: blau.

2. Allgemeine Fällungsreaktionen: Auf einem Objektträger wird ein Tropfen einer 1promill. schwach angesäuerten Lösung von Chininsulfat mit je einem Tropfen folgender Reagenzien gemischt:

a) Jod-Jodkalium: rötlicher Niederschlag.
b) Jodquecksilber-Jodkalium: weiß.
c) Pikrinsäure: gelb.
d) Tannin 1%: grau.
e) Phosphorwolframsäure: weiß.
f) Phosphormolybdänsäure: gelb.

3. Löslichkeit der Alkaloide und ihrer Salze: In einem Schütteltrichter (oder Reagenzglas) werden ca. 5 ccm einer angesäuerten Lösung von 1 promille Chininsulfat mit NaOH alkalisch gemacht: Niederschlag des freien Alkaloids. (Alkaloide sind meistens schwer, ihre Salze leicht löslich in Wasser.) Nun wird mit ca. 10 ccm Äther ausgeschüttelt. (Von dem Äther läßt man eine kleine Menge auf einem Uhrschälchen verdunsten, löst in verdünnter Säure und prüft mit einem der Alkaloidreagenzien auf Chinin.) Das Ausschütteln mit Äther wird noch zweimal wiederholt, darauf die wässerige Flüssigkeit angesäuert und mit Kalium-Quecksilberjodid versetzt: es entsteht kein oder nur ein geringer Niederschlag, da das freie Alkaloid durch den Äther extrahiert ist. Wird die erste Ätherportion nunmehr mit verdünnter H_2SO_4 ausgeschüttelt und letztere darauf mit etwas Kalium-Quecksilberjodid versetzt, so entsteht ein Niederschlag. (Die Säure verwandelt das freie Alkaloid in das Sulfat, welches in Wasser löslich, in Äther unlöslich ist.)

(Darstellung der Alkaloide aus den Pflanzen?)

4. Identitätsreaktionen:

a) Strychnin.

I. Bring auf einem Objektträger zu einem Körnchen Strychnin einen Tropfen konzentrierte H_2SO_4 und dazu einen kleinen Kristall $K_2Cr_2O_7$:
Farbenspiel durch blau, violett, rot, orange.

II. Bitterer Geschmack einer Lösung 1 : 50000 (evtl. feststellen, bei welcher Verdünnung der Geschmack verschwindet).

b) Morphin.

I. Ein Tropfen Eisenchlorid im Reagenzglas zu etwas 2% wässeriger Morphin-Lösung gibt blaue Färbung.

II. Zu einer frisch bereiteten Lösung von 0,01 g Ammonmolybdat in 1 ccm konz. H_2SO_4 wird ein Körnchen Morphin gesetzt. Es tritt eine schöne Violettfärbung auf, welche bald über blau in andere Farben übergeht (Fröhdes Reaktion).

c) Chinin.

I. Blaue Fluoreszenz der schwefelsauren Lösung.

II. Thalleiochinreaktion: 5 ccm 1 pro mille Chininsulfatlösung werden durch 1 Tropfen Bromwasser und NH_3 im Überschusse grün gefärbt.

d) Adrenalin.

Adr. 1 : 10 000 wird durch 1 Tropfen Eisenchlorid grün gefärbt. Auf Zusatz von NaOH braunrot.

Nötige Vorbereitungen.

Für jede Gruppe:

Verdünnte Schwefelsäure, Ammoniak, verdünnte Natronlauge (je 50 ccm).
1% Eisenchlorid (10 ccm).
Jodjodkalium (10fach verdünnt).
Äther.
Chininum sulfuricum 1 pro mille (50 ccm).
Morphinum hydrochloricum 2% (5 ccm).
Nikotin 1% (3 ccm).
Strychninum nitricum 1 : 50 000 (10 ccm).
Jodquecksilber-Jodkalium (10 ccm).
Adrenalin 1 : 10 000 (1 ccm frisch bereitet).
Tannin 1% (10 ccm).
Pikrinsäurelösung gesättigt (10 ccm).
Ein Gestell mit Reagenzgläsern.
Drei Glasstäbe.
Ein Uhrglas.
Ein Becherglas.
Ein Schütteltrichter.
10 Objektgläser.
Rotes Lakmuspapier.
1 ccm frisch bereitetes Fröhdes Reagens (10 mg Ammonium-Molybdat in 1 ccm konz. Schwefelsäure).

Auf dem mittleren Tisch:

Morphinum hydrochloricum in Substanz.
Strychninum nitricum in Substanz.
Kalium-bichromat in Substanz (im Mörser fein zerrieben).
Konz. Schwefelsäure.
Phosphormolybdänsäurelösung 10%.
Phosphorwolframsäurelösung 20% (in der Wärme lösen).
Bromwasser (unter dem Abzug).
Mörser. Löffel. Glasstäbe. Pinzetten.

III. Praktikum.

Glukoside und Hämolyse.

I. Glukoside (spalten Zucker ab). Beispiel: Salizin.

1. Prüfe eine frische 1%-Salizinlösung mit der Fehlingschen Probe auf Zucker.

2. Setze zu einer 1%-Salizinlösung $^1/_{10}$ des Volums an 10%-H_2SO_4 und erwärme 10 Minuten im kochenden Wasserbad. Mache mit NaOH alkalisch und prüfe mit Fehlings Reaktion auf Zucker: positiv.

II. Saponine.

1. Schäumen: Versetze ca. 5 ccm Wasser mit 1 Tropfen Saponinlösung und schüttele. Der Schaum verschwindet nur langsam.

2. Emulsionsbildung: Schüttele einige Kubikzentimeter Olivenöl mit 1 Tropfen einer Saponinlösung. Füge die gleiche Menge Wasser hinzu und schüttele wieder. Die Emulsion bleibt lange bestehen.

3. Tierkohle, inWasser aufgeschüttelt, wird durch ein gewöhnliches Filter zurückgehalten. Dasselbe mit 1 Tropfen Saponinlösung gibt ein trübes Filtrat.

4. Hämolyse siehe unten.

III. Hämolyse: Austritt des roten Blutfarbstoffes aus den Blutkörperchen.

A. Wasser, Salze, Harnstoff usw.

1. Bringe in 6 Reagenzgläser: a) 5 ccm 0,9% NaCl. b) 4 ccm 0,9 NaCl und 1 ccm H_2O. c) 3 ccm 0,9% NaCl und 2 ccm H_2O. d) 2 ccm 0,9% NaCl und 3 ccm H_2O. e) 1 ccm 0,9% NaCl und 4 ccm H_2O. f) 5 ccm H_2O.

2. Mache eine entsprechende Reihe von Reagenzgläschen mit 0,9% KCl und Wasser.

3. Dasselbe mit 0,9% NaCl-Lösung und 0,9% Harnstoff.

4. Dasselbe mit Wasser und 0,9% Harnstoff.

Bringe in jedes dieser 24 Röhrchen je einen Tropfen defibrinierten Blutes, schüttele gut um und beobachte sofort und nach einer Stunde. Achte auf die Duchsichtigkeit, die Farbe der obenstehenden Flüssigkeit nach dem Absetzen der Blutkörperchen, und vergleiche die Konzentration der NaCl- und KCl-Lösung, bei welcher gerade Hämolyse eintritt. — Worauf beruhen die beobachteten Erscheinungen? Was sind isotonische Flüssigkeiten? Warum verhindert Harnstoff die Hämolyse nicht?

Notiere die Resultate in einer Tabelle.

B. Äther (Auflösung der Blutkörperchenlipoide). Was sind Lipoide? Versetze etwas Blut mit der gleichen Menge Äther und schüttele 1 Minute, dann füge ca. 10 ccm physiol. Kochsalzlösung zu und beobachte die Lackfarbe.

C. Saponin (reagiert mit den Blutkörperchenlipoiden; Cholesterin und ähnliche Stoffe, welche auch im Blutplasma vorhanden sind, wirken als Gegengifte).

1. Füge zu ca. 5 ccm physiol. NaCl-Lösung zwei Tropfen Saponinlösung, schüttele und setze einen Tropfen Blut zu: nach einigen Minuten Hämolyse.

2. Füge zu ca. 5 ccm physiol. NaCl-Lösung 1 ccm Olivenöl und zwei Tropfen Saponinlösung und schüttele eine Zeit kräftig durch. Setze einen Tropfen Blut zu und beobachte das Ausbleiben der Hämolyse nach einigen Minuten. (Eventuell zentrifugieren.)

Demonstration: Eine Emulsion von 0,3% Cholesterin in 0,7% NaCl wird in einem Zentrifugenröhrchen mit zwei Tropfen Saponinlösung geschüttelt und danach zwei Tropfen Blut zugesetzt. In einem zweiten Röhrchen dasselbe ohne Cholesterin. Sobald in letzterem Hämolyse eingetreten ist, wird zentrifugiert. In dem Röhrchen mit Cholesterin findet man dann die Blutkörperchen am Boden und darüber eine weiße Emulsion.

D. Alkalien.

1 Tropfen Blut in ca. 10 ccm 0,9% NaCl wird mit einigen Tropfen NaOH versetzt.

E. Hämolysine des Blutserums.

Durch Einspritzung von Schafblutkörperchen bei einem Kaninchen gewinnt dessen Serum die Fähigkeit, Schafblutkörper zu lösen. Das Hämolysin besteht aus dem im Kaninchenkörper neugebildeten Immunkörper und dem stets vorhandenen, durch Erwärmen auf 56° (Inaktivieren) zerstörbaren Komplement. Beide sind zur Hämolyse nötig.

1. Mische in einem Reagenzglas: a) 1 ccm verdünntes inaktiviertes hämolytisches Serum. b) 1 ccm Komplement (frisches Meerschweinchenserum). c) 1 ccm Suspension von Schafserythrozyten. d) 2 ccm physiol. NaCl-Lösung.

Kontrollen:

2. Mische 1 ccm inaktiv. hämolyt. Serum, 1 ccm Blutkörperchensuspens. und 3 ccm NaCl-Lösung.

3. Mische 1 ccm Komplement, 1 ccm Blutkörperchensuspens. und 3 ccm NaCl-Lösung.

4. Mische 1 ccm Blutkörperchensuspens. und 4 ccm NaCl-Lösung.

Alle 4 Röhrchen kommen für eine halbe Stunde in den Brutschrank bei 38°. In Röhrchen 1, nicht aber in 2—4 ist komplette Hämolyse erfolgt.

IV. **Agglutination.** (Verklebung der roten Blutkörperchen.)

Setze zu einer 1%-Lösung von Abrin (ein Phytotoxin?) einen Tropfen Blut und lasse 1 Stunde im Brutschrank stehen.

Eine Suspension von Bohnenmehl (Phasin) hat dieselbe Wirkung.

Nötige Vorbereitungen.

Für jede Gruppe:

Frisch bereitete Salizinlösung 1% (10 ccm).
Fehlings Lösung (10 ccm).
Verdünnte Schwefelsäure (50 ccm).
Verdünnte Natronlauge (50 ccm).
Olivenöl (10 ccm).
Unverdünntes Blut.
Meßpipette von 10—20 ccm mit ccm-Teilung.
0,9% NaCl-Lösung (100 ccm).
0,9% KCl-Lösung (100 ccm).
0,9% Harnstofflösung (100 ccm).
Zwei Gestelle mit Reagenzgläsern.
Äther (20 ccm).
1% Saponinlösung in 0,9% NaCl (5 ccm).
Rotes Lakmuspapier.
Kleiner Trichter.
Zwei Filter.
Tierkohle.
Bunsenbrenner.

Auf dem mittleren Tisch:

Kochendes Wasserbad.
1% Abrinlösung in 0,9% NaCl.
0,3% Cholesterinemulsion: Zu kochender 0,9% NaCl-Lösung wird tropfenweise alkoholische Cholesterinlösung gesetzt und der Alkohol durch Kochen entfernt.
Aufschwemmung von Schafserythrozyten (10 ccm).
Hämolytisches Kaninchenserum, bei 56° inaktiviert (10 ccm).
Frisches Meerschweinchenserum (5 ccm).
Der Versuch über Hämolysine des Blutserums muß vorher quantitativ ausprobiert werden.

IV. Praktikum.

Ätzmittel und Adstringentien.

Ätzung: Zerstörung des Gewebes.

Adstringierung (besonders von Schleimhäuten): Verdichtung (Gerbung) des Gewebes durch Bildung einer unlöslichen Eiweißverbindung.

Ätzmittel: Säuren, Alkalien, Metallsalze.

Adstringentien: Gerbsäure, Metallsalze.

Bei den Metallsalzen hängt die Wirkung außer von der Konzentration sowohl von der Natur der Säure wie der Base ab:

Ätzend: ————→ Adstringierend:

Base: Hg, Ag, Cu, Zn, Al, Fe, Pb.

Säure: Chloride, Nitrate, Sulfate, Organ. Säuren.

I. Wirkung auf Eiweiß:

Bringe in jedes von 13 Reagenzröhrchen ca. 2 ccm einer Lösung von Hühnereiweiß. Füge die folgenden Reagenzien tropfenweise zu:

1. $HgCl_2$. 2. $AgNO_3$. 3. $CuSO_4$. 4. $ZnCl_2$. 5. Fe_3Cl_6. 6. Bleiazetat. 7. Konz. H_2SO_4. 8. Konz. HCl. 9. Konz. HNO_3. 10. Konz. NaOH. 11. Konz. Karbolsäure. 12. Alkohol. 13. Tannin.

Beobachte beim allmählichen Zusetzen der Reagenzien das Auftreten eines Niederschlages, seine Farbe, evtl. seine Wiederauflösung im Überschuß des Reagens.

II. Wirkung auf Blut:

Wiederhole denselben Versuch mit defibriniertem Blut, beachte Farbe und Konsistenz sowie Löslichkeit im Überschuß.

III. Wirkung auf Haut:

Bringe in 4 Reagenzgläser etwa 5 ccm von konz. H_2SO_4, NaOH, Karbolsäure, Strontiumsulfhydrat. Lege in jedes ein Stückchen Haut (von Hund oder Katze), lasse es 30 Minuten darin, wasche dann mit Wasser ab und beobachte den Effekt auf die Haare, das Epithel und das subkutane Bindegewebe.

IV. Wirkung auf Schleimhaut:

Schneide eine frische Darmschlinge von Hund oder Katze auf und befestige sie mit der Schleimhautseite nach oben auf einer Korkplatte; bringe mit einem Glasstab je einen Tropfen der sub I. genannten Reagenzien darauf und beobachte 15 Minuten lang. Ätze außerdem mit $AgNO_3$, $CuSO_4$ und $ZnCl_2$ in Substanz.

Beobachte den Charakter, die Farbe und die Tiefe des Effekts, beachte, ob die Epithellage leicht zu entfernen ist und wie die unterliegende Submukosa aussieht.

V. Wirkung auf die eigene Haut:

a) Bringe auf die Haut des Unterarms einen Tropfen rauchende Salpetersäure, zur Hälfte mit Wasser verdünnt, und wasche mit Wasser ab, sobald eine Empfindung auftritt: Gelbe Farbe die durch NH_3 in orange verwandelt wird und sich nicht abwaschen läßt.

b) Dasselbe mit 1 Tropfen konz. Pikrinsäure: Gelbe Farbe, die sich mit NH_3 abwaschen läßt.

c) Dasselbe mit konz. H_2SO_4: keine Färbung, nur Rötung.

d) 1 Tropfen Jodtinktur bleibt 5 Minuten auf der Haut: mahagonibrauner Fleck, der nicht mit Wasser, wohl aber mit NH_3 abgewaschen werden kann (Bildung von lösl. NH_4I). Dasselbe gelingt auch mit etwas Na_2SO_3 in Substanz mit einigen Tropfen verdünnter HCl oder H_2SO_4.

e) Schwarze Färbung mit $AgNO_3$, die sich langsam entwickelt. Unlöslich in Wasser. Wird der Fleck zuerst mit Jodtinktur behandelt, so ist er nachher mit NH_3 abwaschbar (freiwillig).

f) 1% Methylenblaulösung macht blauen Fleck, der nicht mit Wasser, aber mit NH_3 fortgeht (Leukobase).

Nötige Vorbereitungen.

Für jede Gruppe:

1% Methylenblaulösung (10 ccm).
Gesätt. Sublimatlösung (20 ccm).
1% Silbernitratlösung (20 ccm).
2,5% Kupfersulfatlösung (20 ccm).
10% Zinkchloridlösung (20 ccm).
10% Eisenchloridlösung (20 ccm).
Basische Bleiazetatlösung (20 ccm).
2% Tanninlösung (20 ccm).
Konz. Schwefelsäure (20 ccm).
Konz. Salzsäure (20 ccm).
Konz. Salpetersäure (20 ccm).
$33^1/_3$% Natronlauge (20 ccm).

Acid. carbol. liq. (20 ccm).
Alkohol 96% (20 ccm).
Unverdünntes Blut (50 ccm).
Eiweißlösung (4 Eiweiße auf 400 Wasser) (40 ccm).
Ammoniak (40 ccm).
Gestell mit 24 Reagenzgläsern.
Glasstab.
Schere.
Pinzette.
Stecknadeln.

Auf dem mittleren Tisch:

Kupfersulfat in Substanz.
Zinkchlorid in Substanz.
Silbernitrat in Substanz.
Tinct. jodii.
Gesättigte Pikrinsäurelösung.
Strontium-sulfhydrat 10% (100 ccm).
Haut von Hund oder Katze.
Darm von Hund oder Katze.

V. Praktikum.

Hautreizmittel.

Hautreizmittel müssen, um wirken zu können, in die Haut eindringen. Dazu müssen sie sich in der Oberhaut lösen können. Außerdem ist von Bedeutung, in welchem Lösungsmittel die reizenden Substanzen auf die Haut gebracht werden.

Versuch 1: Tauche die 4 Finger einer Hand 5 Minuten lang in je ein Becherglas mit folgenden Lösungen: a) 5% Phenol in Wasser. b) Dasselbe in 25% Alkohol. c) Dasselbe in 25% Glyzerin. d) Dasselbe in Öl. — Beachte das Weißwerden der Haut, das Schrumpfen und die leichte Anästhesie.

Der Effekt ist am stärksten bei a), geringer bei b) und c), fehlt bei d). — Denn Alkohol, Glyzerin und Öl sind bessere Lösungsmittel für Phenol als die Haut. Daher dringt aus ihnen weniger Phenol in die Haut ein. Wird der Finger, welcher in der wässerigen Phenollösung war, mit Wasser abgespült, so bleibt die weiße Farbe bestehen, verschwindet dagegen bei Abwaschen mit 95% Alkohol. (Verwendung von 10% Alkohol zu Magenspülungen bei innerlicher Phenolvergiftung.) — (Karbolgangrän.)

Versuch 2: Bringe in 2 Reagenzgläser etwas unverdünntes Eiereiweiß und überschichte es a) mit 5% Phenol in Wasser, b) mit 5% Phenol in Öl. Bei a) entsteht sofort ein Niederschlag, bei b) nur sehr langsam, weil das Phenol aus dem guten Lösungsmittel Öl nur in kleinen Mengen in die Eiweißlösung eindringt.

Hautreizung führt 1. zu Hyperämie (Rötung, Wärme, Stechen). 2. zu Blasenbildung. 3. Eiterung. Mittel, welche nur in die Öffnungen der Hautdrüsen eindringen, führen zu verstreuter Pustelbildung.

I. Gruppe des Senföls: Durch das Ferment Myrosin wird aus dem Glykosid Sinigrin das ätherische Senföl gebildet, welches wegen seiner Flüchtigkeit äußerst rasch in die Haut eindringt.

Versuch: Befeuchte ein kleines Stückchen Senfpapier mit Wasser und lege es 15—30 Minuten auf die Haut des Vorderarms. Beachte Hautröte, Wärmegefühl und Schmerz. (Nach längerem Liegen Blasenbildung.)

Versuch: Bringe etwas Chloroform auf Watte für 2 Minuten auf die Haut des Vorderarms: Rötung und Brennen.

II. Gruppe des Terpentinöls: Befeuchte etwas Watte mit heißem Wasser, bringe einige Tropfen Terpentinöl darauf und befestige es mit einer Binde für 1 Stunde auf dem Arme. Beachte die Hyperämie. Bei längerem Liegenlassen ist Blasenbildung zu befürchten. (Injektion macht aseptische Eiterung.)

III. Gruppe des Kantharidins: Demonstration.

Weitere Hautreizmittel: Krotonöl (Blasen, Pusteln, aseptische Eiterung). Brechweinstein (durch das saure Hautsekret werden ätzende Salze gebildet, daher Pusteln.)

Reflexzeit am Rückenmarksfrosch.

Rückenmarksfrosch mit einseitiger Iliacaunterbindung. Bestimmung der Reflexzeit bei der Reizung einer Pfote mit $^1/_{25}$ und $^1/_{75}$ Normal-H_2SO_4. Darauf Reizung mit einer Lösung von 5% Gummiarabikum in $^1/_{25}$ Normalsäure (Mucilaginosum.) Schließlich wird das Bein mit unterbundener Iliaca (?) in 5% Kokain gehängt und nach 10 und 20 Minuten wieder die Reflexzeit mit $^1/_{25}$ N-Säure bestimmt. Ist die Kokainwirkung eingetreten, so überzeugt man sich durch Reizung des anderen Beines, daß keine Rückenmarkslähmung eingetreten ist.

Nach jeder Reizung ist die Pfote sorgfältig in einer Schale mit Wasser abzuspülen.

Nötige Vorbereitungen.

Für jede Gruppe:

5% Phenol in Wasser (30 ccm).
5% Phenol in 25% Alkohol (30 ccm).
5% Phenol in 25% Glyzerin (30ccm).
5% Phenol in Öl (30 ccm).
2 Reagenzgläser.
96% Alkohol (50 ccm).
5 kleine Bechergläser.
Unverd. Hühnereiweiß (5 ccm).
Für jeden Teilnehmer 1 Stück Senfpapier (4 qcm).
Watte.
Stativ mit horizontalem Glasstab und Wollfäden zum Aufhängen des Frosches.
2 kleine und ein etwas größeres Porzellanschälchen.
1 Rückenmarksfrosch, der am Abend vorher durch einen Stich in der Verbindungslinie des Hinterrandes der beiden Trommelfelle operiert worden ist und dem kurz vor dem Praktikum die Art. Iliaca einseitig unterbunden ist.
$^1/_{25}$ N-H_2SO_4 (25 ccm).
$^1/_{75}$ N-H_2SO_4 (25 ccm).
$^1/_{25}$ N-H_2SO_4 in 5% Gummi arabicum (25 ccm).
5% Kokainlösung (10 ccm).

Auf dem mittleren Tisch:

Chloroform.	Terpentinöl.	Kantharidenpflaster.
Jodtinktur.	Leukoplast.	Heißes Wasserbad.

Demonstration:

Kaninchen, dem 4 Tage vorher eine Ohrspitze in Phenol liq. getaucht ist (Karbolgangrän).

Hund, Scheitel mit Strontiumsulfidbrei enthaart, 3 Tage vorher mit Krotonöl eingerieben; dasselbe tags darauf wiederholt: Hautentzündung.

Hund, Scheitel mit Strontiumsulfidbrei enthaart, 2 Tage vorher eingerieben mit Unguentum tartari stibiati.

VI. Praktikum.

Säure- und Laugevergiftung.

4 Kaninchen erhalten 2 Stunden vor dem Praktikum 1,5 g pro Kilogramm Paraldehyd mit der Schlundsonde. Nach einer halben Stunde bekommen sie mit der Schlundsonde:

Nr. I: 25 ccm H_2SO_4 20%.

Nr. II: 25 ccm HNO_3 20%.

Nr. III: 25 ccm NaOH 10%.

Nr. IV: 10 ccm Phenol. liq.

Die Tiere sind beim Anfang des Praktikums etweder gestorben oder werden durch Nackenschlag getötet.

1. Die Studenten werden in 4 Gruppen geteilt und jeder Gruppe eine Sektion ausführlich demonstriert. Darauf werden die bei der Sektion gewonnenen Präparate den anderen Gruppen demonstriert.

2. Episkopische Projektion der Abbildungen von Säure- und Laugevergiftung des Menschen aus Lesser, Atlas der gerichtlichen Medizin, 1884, I. Tafel 1—6.

Puppe, Atlas der gerichtlichen Medizin, 1908. Tafel 43—53, 58, 59, Figur 112 und 113.

3. Mikroskopische Projektion von Präparaten der Magen- und Darmwand nach Säure- und Laugevergiftung beim Kaninchen, welche in früheren Jahren im Praktikum gewonnen sind. (Objektiv Zeiss AA; Kompensationsokular 4; Kondensor Aplanat 1,4 ohne Frontlinse.)

VII. Praktikum.

Demonstration der Magen-Darmbewegungen von normalen Katzen im Anschluß an die Vorlesung über Abführmittel.

Die Katzen hungern 24 Stunden.

Katze III erhält am Abend vorher, Katze II 2 Stunden vor dem Praktikum, Katze I unmittelbar vor dem Praktikum ein Gemisch von 25 ccm Kartoffelbrei und 5 g basisches Wismutkarbonat (eventuell die gleiche Menge Wismutsubnitrat oder 10 g Bariumsulfat). Wenn die Katzen nicht spontan fressen, so werden sie in eine Katzenkiste gesetzt und mit dem Löffel gefüttert.

Die Katzen werden in Rückenlage auf einem Tierbrett aufgespannt, in welchem unter dem Bauch des Tieres eine genügend große rechteckige Öffnung ausgesägt ist, die durch Aufnageln von derber Leinwand o. dgl. verschlossen wird.

Durchleuchtung mit Röntgenstrahlen von unten. Leuchtschirm über dem Bauch des Tieres.

Den Studenten wird gruppenweise demonstriert an Katze 1: Form und Bewegung des Magens, Magenentleerung ins Duodenum, beginnende Dünndarmfüllung.

An Katze II: Dünndarmfüllung und Dünndarmbewegung, unter Umständen Ende der Magenentleerung und Beginn der Kolonfüllung.

An Katze III: Dickdarmfüllung, Verhalten von proximalem und distalem Kolon.

VIII. Praktikum.

Zentrale Lähmung.

I. Studiere zunächst am normalen Frosch folgende Reaktionen, welche benutzt werden, um die Funktionen des Zentralnervensystems zu untersuchen:
   1. Spontanbewegungen.
   2. Stellung beim Sitzen.
   3. Sprung.
   4. Schwimmen.
   5. Umdrehen aus der Rückenlage.
   6. Kompensatorische Kopf- bzw. Körperbewegungen auf der Drehscheibe.
   7. Entfliehen aus einer ganz mit Wasser gefüllten Glasglocke.
   8. Atembewegungen.
   9. Reflexe bes. des Hinterbeines.

II. Demonstration von Fröschen, denen das Zentralnervensystem
   1. hinter dem Großhirn,
   2. hinter den Zweihügeln,
   3. hinter der Medulla oblongata

   durchtrennt ist.

III. Injiziere je einen Frosch mit folgenden lähmenden Giften:
   1. $1^1/_2$ ccm Morphin. hydrochlor. 4% in den Brustlymphsack (von der Mundhöhle aus).
   2. 1 ccm Chloralhydrat (10%) in den Schenkellymphsack (?) (von der Bauchhaut aus). Beachte den lokalen Effekt.
   3. $^1/_2$ ccm Alkohol 95% (Schenkellymphsack).
   4. 2 ccm $MgSO_4$ 25% in einen Schenkellymphsack.

Untersuche alle unter I genannten Funktionen von Zeit zu Zeit. Beginne mit Morphin, wo sich die absteigende Lähmung des Gehirnes am schnellsten und regelmäßigsten entwickelt.

In den Fällen, wo völlige Lähmung des Zentralnervensystems eingetreten ist, prüfe die Erregbarkeit des Rückenmarkes, des Ischiadikus und der Muskeln mit dem faradischen Strom.

IV. Bringe unter eine Glasglocke einen Frosch und etwas mit Äther getränkte Watte. Beachte die anfängliche Erregung, das schnelle Ungeordnetwerden der Bewegungen, das Umdrehen aus der Rückenlage, das Verhalten auf der Drehscheibe, die Atmung, alles bei geschlossener Glocke. Nimm das Tier nach 5 Minuten heraus, prüfe die Reflexe und narkotisiere evtl. weiter, bis diese erloschen sind. Prüfe die elektrische Erregbarkeit von Nerv und Muskel. Herzschlag? Erholung erfolgt nach ca. 1 Stunde.

V. Demonstration von einem Frosch, der am Tage vorher Morphin bekommen hat, um die Reflexsteigerung zu zeigen.

Nötige Vorbereitungen.

Zentrale Lähmung.

2 Wasserleitungsausgüsse werden mit Wasser gefüllt (Schwimmbassin). In 2 andere Ausgüsse wird je eine Glasglocke auf 3 Holzklötze gesetzt, so daß genug Raum zwischen dem Boden und dem Unterrand der Glasglocke bleibt, um einen Frosch unter die Glocke zu bringen. Die Glocken müssen vollständig mit Wasser gefüllt sein. Am Morgen vor dem Praktikum wird bei:

2 Fröschen das Zentralnervensystem mit der Nadel in der Verbindungslinie des Hinterrandes der Augen durchtrennt;

2 Fröschen das Zentralnervensystem in der Verbindungslinie vom Vorderrand der Trommelfelle durchtrennt;

2 Fröschen das Zentralnervensystem in der Verbindungslinie der Mitte der Trommelfelle durchtrennt;

2 Fröschen das Zentralnervensystem in der Verbindungslinie vom Hinterrand der Trommelfelle durchtrennt.

Für jede Gruppe:

5 Frösche.
2 Porzellanschälchen.
1 Pravazspritze mit 2 Nadeln (von den Studenten selbst mitzubringen).
4% Lösung von Morphin.hydrochlor. (5 ccm).
10% Lösung von Chloralhydrat (10 ccm).
96% Alkohol (10 ccm).
25% Lösung von Magnesiumsulfat (10 ccm).
Äther (50 ccm).
Watte.
Eine Glasglocke mit Glasplatte.
4 irdene Blumentopfuntersätze.
2 Glasplatten.

Auf den mittleren Tisch:

2 Temporarien, welchen am vorigen Tage 40 mg Morphin eingespritzt worden ist, und die kühl aufbewahrt sind.

2 Induktionsapparate mit Elektroden.

1 Rekordspritze (1 ccm).

IX. Praktikum.

Muskellähmung.

A. Kurare.

I. Injiziere einem entgroßhirnten Frosch 1 ccm Kurarelösung in den Brustlymphsack. Beobachte die Allgemeinsymptome, wie im vorigen Praktikum. Die allgemeine Muskellähmung tritt ein ohne schrittweise Hirnnarkose, wie bei Morphin. Wenn die Reflexe völlig geschwunden sind, und elektrische Reizung des Rückenmarks wirkungslos bleibt, töte den Frosch durch Dekapitieren, lege den Ischiadikus frei und reize diesen elektrisch; keine Reaktion! Die Lähmung sitzt also peripher vom Rückenmark. Dagegen sind die Muskeln direkt sehr gut reizbar. Kurare muß daher entweder am Nervenstamm oder Nervenende angreifen. Versuch II soll dieses entscheiden. (Das Herz schlägt ruhig weiter.)

II. Claude-Bernardscher Versuch: Bei einem enthirnten Frosch entferne an der Hinterseite des Oberschenkels die Haut und lege den Nervus ischiadicus frei, führe einen starken Faden unter ihn und schnüre die Mitte des Oberschenkels kräftig ab, so daß der Nerv außerhalb der Ligatur bleibt. (Der Nerv darf nicht in Berührung mit dem Hautsekret kommen.) Injiziere 1 ccm Kurarelösung in den Brustlymphsack. Nach völligem Eintritt der Wirkung reize das Rückenmark bzw. den Ischiadikus elektrisch: Nur das unterbundene Bein reagiert. Direkte Muskelreizung ist dagegen beiderseits wirksam. Die Ligatur hat das Gift von den Nervenenden des unterbundenen Beines ferngehalten, während der proximale Teil des Nerven mit Kurare in Berührung gekommen ist. Der Angriffspunkt liegt daher ausschließlich in den Nervenenden. (Eleganter ist der Versuch, wenn statt des Schenkels nur die Arteria iliaca unterbunden wird.)

B. Kali.

Lege ein Nervmuskelpräparat, dessen direkte und indirekte Erregbarkeit vorher mit dem Induktionsapparat zahlenmäßig bestimmt wurde, in ein Schälchen mit 1% KCl. Bestimme alle Viertelstunden beide Werte nochmals und notiere die Resultate tabellarisch. Zuerst erlischt die indirekte Erregbarkeit wegen Lähmung der Nervenenden (und später des Nervenstammes), schließlich wird auch der Muskel selbst unerregbar. (Diese Wirkung ist reversibel.)

Der Frosch von Versuch A II kann dazu benutzt werden, um nach Zerstörung des Rückenmarkes 2 Nervmuskelpräparate zu gewinnen (Femurknochen, Gastroknemius mit Achillessehne, Nervus ischiadicus). Diese werden nach einander an einem Hebel befestigt und direkt sowie indirekt gereizt (Unterschied?). Einzelinduktionsschläge wie tetanisierende Ströme können benutzt werden.

Bei allen obigen Versuchen ist der Nerv stets mit Ringerscher Flüssigkeit oder 0,6% NaCl sorgfältig vor Austrocknung zu schützen.

Nötige Vorbereitungen.

Für jede Gruppe:

1 dezerebrierter Frosch. } Beide tags zuvor operiert.
1 Rückenmarksfrosch }
1 kleines Glasschälchen (wie im histologischen Praktikum) für das Nervenmuskelpräparat.
1 Becherglas zum Bedecken des Schälchens (feuchte Kammer).
1 Glasglocke.
2 Porzellanschälchen.
1 Objektträger.
Watte.
Holz- oder Korkplatte mit Stecknadeln.

Einige Fäden.
1 Stativ mit leichtem Hebel.
Pravazspritze (1 ccm) mit Injektionsnadel. (Von den Studenten selbst mitzubringen.)
Anatomisches Besteck. (Von den Studenten selbst mitzubringen.)
1 Finder.
Induktionsapparat mit Reizelektrode.
1% Lösung von KCl (25 ccm).
Ringerlösung für Frösche (0,6%) (25 ccm).

Auf den mittleren Tisch:

Eine 10% Curarillösung (etwa 5 ccm für jede Gruppe), vorher auszuprobieren.

X. Praktikum.

Krämpfe.

I. Klonische Krämpfe.

Injiziere einem dezerebrierten Frosch 1 ccm 0,3% Pikrotoxin in den Brustlymphsack. Beobachte die Natur der nach 15—30 Minuten auftretenden Krämpfe. Wenn das Vergiftungsbild voll entwickelt ist, durchschneide den Ischiadikus einer Seite: die betr. Pfote zeigt keine weiteren Krämpfe. Danach durchtrenne das Mark hinter der Medulla oblongata: Die Krämpfe hören ganz oder nahezu auf. In letzterem Falle zerstöre das Rückenmark völlig und beobachte den Effekt.

Welches ist der Angriffspunkt?

II. Strychninkrämpfe. (Dosis $^1/_5$ mg für eine Temporaria(!).)

A. Beobachte das Vergiftungsbild an einer dezerebrierten Temporaria. Zuerst wird die Reflexerregbarkeit bei Berühren der Schnauze gesteigert, danach bei Klopfen auf den Tisch, schließlich erfolgen nicht nur Reflexbewegungen, sondern vollständige Krampfanfälle. Diese treten oft scheinbar (?) spontan auf, weil schon der kleinste Reiz maximale Anfälle auslöst. Skizziere die charakteristische Stellung des Tieres.

B. Bei einem Rückenmarksfrosche unterbinde auf der einen Seite den Oberschenkel mit Ausschluß des N. ischiadicus. Auf der anderen Seite durchschneide den N. ischiadicus. Beobachte den Erfolg der Strychnininjektion. Wie verhalten sich die beiden Hinterpfoten (unterhalb des Fußgelenks)? Warum?

Aufhebung der Strychninkrämpfe:

1. Durch Fernhaltung aller sensiblen Reize (Tast-, optische, akustische usw.): Im Praktikum unausführbar.

2. Durch Lähmung der sensiblen Nervenenden, z. B. durch Novokain (Demonstration).

3. Durch Narkose des Zentralnervensystems, z. B. durch Alkohol (Demonstration).

Versuch: Narkotisiere den Frosch A, nachdem die Krämpfe voll entwickelt sind, vorsichtig unter der Ätherglocke gerade bis zum Aufhören der gesteigerten Reflexerregbarkeit. Danach lasse das Tier an der Luft liegen und beobachte den Wiedereintritt der Erregbarkeit und evtl. der Krämpfe. Sind diese ausgebildet, so zerstöre das ganze Rückenmark.

4. Durch Blockieren der motorischen Nervenenden durch Kurare: Injiziere dem Frosch B 1 ccm Kurarelösung, beobachte das Verhalten der beiden Pfoten.

Welche Folgerungen lassen sich aus diesen Versuchen über Angriffspunkt und Wirkungsweise des Strychnins ziehen?

Nötige Vorbereitungen.

Für jede Gruppe:

Für den Pikrotoxinversuch: Ein dezerebrierter Frosch (Temporaria oder Esculenta).
Für die Strychninversuche: Eine dezerebrierte Temporaria und eine Rückenmarkstemporaria. (Alle tags zuvor operieren.)
1 Glasglocke mit Glasplatte.
1 Blumentopfuntersatz.
Präparierbesteck. } Selbst mitzubringen.
Pravazspritze. }

Finder.
Fäden.
1 Porzellanschälchen.
Watte.
Ringerlösung für Frösche (50 ccm).
Äther (40 ccm).
0,3% Picrotoxinlösung, frisch bereitet (5 ccm).
0,02% Strychninnitratlösung (1 ccm = 0,2 mg) (5 ccm).

Auf dem mittleren Tisch:

Eine 10% Curarillösung (für jede Gruppe 2 ccm).
Rückenmarksnadel.
1/4% Novokainlösung (150 ccm).
10% Alkohol (150 ccm).
2 offene Standzylinder zur Aufnahme von 2 Fröschen.
2 Rückenmarkstemporarien, welche eine Stunde vorher 0,2 mg Strychnin bekommen haben. Nach Ausbruch der Strychninkrämpfe werden die Frösche in den Standzylindern mit der Novokainlösung bzw. Alkohollösung übergossen und der Einfluß auf die Strychninkrämpfe demonstriert. Sorgt man dafür, daß der Frosch in der Novokainlösung mit der Spitze seiner Schnauze über dem Flüssigkeitsspiegel bleibt, so kann man nachher von hier aus noch allgemeine Krämpfe auslösen, was von den übrigen Hautstellen aus unmöglich ist.

Adsorption von Alkaloiden an Tierkohle.

10 ccm 0,1% Strychninlösung werden mit 200 mg Tierkohle kräftig im Reagenzglas geschüttelt und danach filtriert.

Von diesem Filtrat wird 1 ccm einem normalen Frosch eingespritzt; das Tier zeigt höchstens leichte Steigerung der Reflexe, aber bekommt keine Krämpfe (Wirkung der Tierkohle, therapeutische Bedeutung, ungefähre quantitative Berechnung des Versuchs auf Grund der soeben über die Wirkungsstärke des Strychnins gemachten Erfahrungen).

Die ursprüngliche Strychninlösung gibt mit $K_2Cr_2O_7$, wenn man die Wand des Reagenzglases mit einem Glasstab etwas reibt, einen deutlichen Niederschlag; die mit Tierkohle behandelte Lösung dagegen nicht.

Nötige Vorbereitungen.

0,1% Strychninum nitricum (10 ccm).
200 mg Tierkohle (Merck).
Trichter.
Filtrierpapier.

2 Reagenzgläser.
5% $K_2Cr_2O_7$-Lösung (10 ccm).
Glasstab.
Eine normale Temporaria.

XI. Praktikum.

Versuche am Froschherzen.

I. Dezerebrierte Eskulenta. Fensterung des Herzens, nachdem der Frosch in Rückenlage auf einem Brette befestigt ist: Hautschnitt, Entfernung des Sternums, Eröffnung des Perikards. Beobachtung der normalen Herztätigkeit, der Kontraktionen von Atrium, Ventrikel und Aortenbulbus, der Pulsfrequenz. Injektion von 2 ccm 10% Chloralhydrat in die Schenkellymphsäcke. Alle 10 Minuten wird nun Pulsfrequenz und Art der Herztätigkeit (Diastole) beobachtet und das Herz mit Kochsalzlösung vor Austrocknung geschützt. Nach völligem Herzstillstand wird geprüft, ob das Herz noch mechanisch reizbar geblieben ist, und evtl. versucht, ob das Herz durch Auftropfen von 10% Kampferöl wieder zum Schlagen zu bringen ist. (Mechanismus der Wirkung ?)

II. Dezebrierte Eskulenta, aufgespannt, Fensterung des Herzens. Kurze faradische Reizung der Sinus-Vorhofgegend ist von Hemmungsstillstand (?) gefolgt. Aufbringen eines kleinen Körnchens von Acetylcholin auf den Vorhof. Beobachtung des allmählichen Eintrittes des Stillstandes, wobei das Herz mechanisch reizbar bleibt. Schöner diastolischer Stillstand. Durch Injektion von 1—5 mg Atropin in den Schenkellymphsack wird der Acetylcholin-Stillstand (nicht aber der Chloralstillstand) allmählich und vollständig (Zählung der Pulsfrequenz!) aufgehoben. Danach bewirkt elektrische Sinus- (und auch Vagus-) Reizung keinen Herzstillstand mehr. (Wirkung des Atropins ?)

III. Eskulenta getötet, Herz vollständig (!) exzidiert, mit einer Stecknadel (a) auf dem durchbohrten Kork der feuchten Kammer (Abb. 2) befestigt (c). An der Herzspitze eine Serre-fine befestigt und von da ein Faden zu einem Hebel geleitet. Beobachtung der Frequenz und der Hubhöhe des Hebels. Danach Einblasen von Chloroformdampf in die Kammer bis Stillstand erfolgt. Beobachtung der allmählichen Abnahme von Frequenz und Hubhöhe. Nach erfolgtem Stillstand wird schnell alles Chloroform aus der Kammer fortgeblasen und der allmähliche Eintritt der Erholung beobachtet.

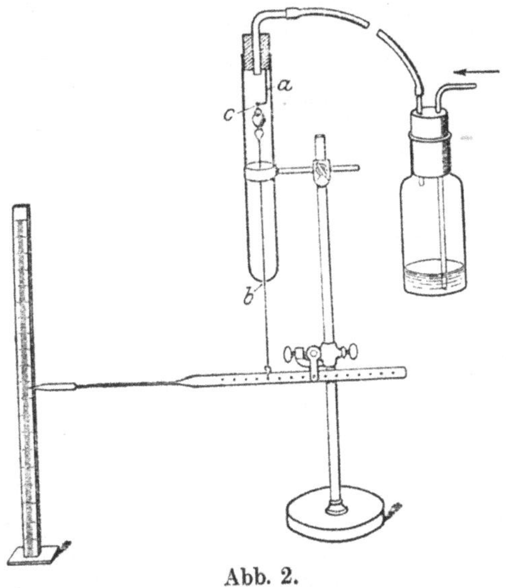

Abb. 2.

Nötige Vorbereitungen.

Für jede Gruppe:

10% Chloralhydratlösung (10 ccm).
10% Kampferöl (10 ccm).
$^1/_2$% Atropinlösung (1 ccm = 5 mg) (10 ccm).
3 dezerebrierte Frösche (für den Versuch mit Acetylcholin am besten Esculenta), tags zuvor operiert.
0,6% NaCl-Lösung.
Pipette.
Filtrierpapier.
2 Froschbretter.
Wollfäden.
Stecknadel.
1 Porzellanschälchen.
Watte.
1 Blumentopfuntersatz.

Präparierbesteck.
Pravazspritze.
Feine Schere und feine Pinzette.
} Selbst mitzubringen.

Feuchte Kammer, aus einem Reagenzglas gemacht, in dessen Boden unten ein Loch (b) geblasen ist und das mit einem durchbohrten Kork verschlossen ist (s. Abb. 2). — Serre-fine. — Seidenfaden. — Hebel, dessen Ausschlag mit einem Streifen Millimeterpapier abgelesen werden kann. — Kleine Waschflasche mit Chloroform durch Gummischlauch mit dem Glasröhrchen und durchbohrtem Kork verbunden.

Auf den mittleren Tisch:

Mehrere Induktionsapparate mit Elektroden.

Azetylcholin: etwa 200 mg Cholin werden mit einem Überschuß von Azetylchlorid (ca. 1 ccm) im zugeschmolzenen Reagenzglas eine Stunde lang im kochenden Wasserbade erhitzt. Nach Abkühlen wird das Röhrchen geöffnet, der Überschuß des Azetylchlorids verdampft und der Rückstand mit Äther gewaschen.

XII. Praktikum.

Wirkung der Digitaliskörper auf das Froschherz.

3 Stadien:

1. Verstärkung und Verlängerung der Systole, Vertiefung der Diastole. (Therapeutisches Stadium.)
2. Herzperistaltik.
3. Systolischer Stillstand.

Außerdem Unregelmäßigkeiten, bedingt durch Beeinträchtigung der Überleitung und Verlängerung der refraktären Periode. Eventuell Frequenzhalbierung und Herzblock (?).

I. Temporaria, dezerebriert, Herz gefenstert, Beobachtung der normalen Herztätigkeit (Systole, Diastole, Frequenz, Regelmäßigkeit der Vorhofs- und Kammerkontraktionen). — Injektion von 0,03 mg Strophantin in den Schenkellymphsack. Beobachtung des ersten (evtl. auch des zweiten) Stadiums. Unregelmäßigkeiten? (Herz sorgfältig feucht halten.)

II. Temporaria, dezerebriert, Herz gefenstert, Beobachtung der normalen Herztätigkeit. Injektion von 0,08 mg Strophantin. Zweites und drittes Stadium. Unregelmäßigkeiten?

Koffeinwirkung auf Muskelfasern.

Töte einen der verwendeten Frösche, schneide aus den Muskeln der Oberschenkel einzelne Stücke heraus und zerzupfe sie auf einem Objektträger in Ringerscher Flüssigkeit. Bedecke mit einem Deckgläschen und betrachte die Fasern unter dem Mikroskop. Währendem lasse vom Rande her einen Tropfen Koffeinlösung (1 : 60) zufließen und beobachte die koagulierende Wirkung an den Muskelfasern, welche sich verkürzen und einen ganz trüben Inhalt bekommen. (Dieser Versuch sollte von jedem einzelnen Teilnehmer angestellt werden, oder wird mit Mikroprojektion demonstriert.)

Osmoseversuch.

Bei einem der Frösche von den Digitalisversuchen wird vorsichtig die Haut vom Rumpf bis an die Kloake abgestreift. Von der Rückenseite aus wird dann mit einer Schere zwischen Haut und Körper (nach Entfernung eines Teils des Kreuzbeines) der

Enddarm durchschnitten und darauf die Haut auch von den Hinterbeinen abgezogen. Darauf wird der Enddarm samt der Kloake mit einem Faden fest abgebunden und ebenso die Haut am Ende der beiden Füße.

Danach wird die Haut umgestülpt, so daß die normale Außenfläche wieder nach außen kommt und darauf der Oberrand des Präparates um einen Zylinder mit Steigrohr sorgfältig festgebunden (Abb. 3). Das ganze wird nun mit 30% NaCl-Lösung so weit gefüllt, daß die Flüssigkeit bis in das Steigrohr steht, und darauf in ein großes Gefäß mit Wasser getaucht.

Man lese den Anfangsstand des Meniskus an einer Millimeterskala ab, notiere alle 5 Minuten das Ansteigen des Meniskus im Steigrohr und mache hiervon eine graphische Darstellung.

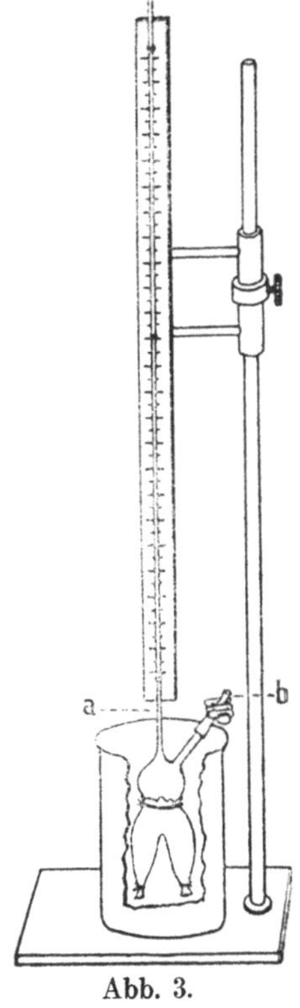

Abb. 3.

Nötige Vorbereitungen.

Für jede Gruppe:

2 Froschbretter.
Fäden.
Porzellanschälchen.
Schere. } Selbst mitzu-
Pinzette. } bringen.
0,6% NaCl-Lösung (20 ccm).
Strophantin Böhringer (1 ccm = $^1/_{10}$ mg) (2 ccm).
2 dezerebrierte Temporarien, tags zuvor operiert.

Falls der Koffeinversuch nicht projeziert wird:
5 Objektgläser mit Deckgläschen.
Stück Filtrierpapier.
Glasstab.
Feine Stecknadeln (10).
Koffeinlösung 1 : 60 (3 ccm).
Mikroskop. Selbst mitzubringen.

Nötige Vorbereitungen zum Osmoseversuch. (Siehe Abb. 3.).

Becherglas von 600 ccm mit $^1/_2$ l Wasser.
Ein kegelförmiger Trichter mit Seitenrohr und umgebogenem Rand.
Dünnes Glasrohr, 50 cm lang, mit durchbohrtem Kork, in einem chemischen Stativ befestigt.
Kleines Stückchen Gummischlauch a und b.
Ein kleiner Glastrichter, der auf Schlauch b paßt.
6 Fäden.
Eine Streifen Millimeterpapier, 50 cm lang.
30% NaCl-Lösung (100 ccm).

XIII. Praktikum.

Durchströmungsversuch am Frosch.

Bei einem Frosch wird das Zentralnervensystem mit einer Nadel zerstört und das Tier mit dem Rücken auf einem Brett befestigt. Die Brusthaut wird durchtrennt, Sternum und Schlüsselbeine weggeschnitten, das Herz freigelegt, das Perikard eröffnet und vorsichtig bis zur Aorta weggeschnitten. Mit einem Finder werden unter die linke Aorta zwei und unter die rechte Aorta ein Faden geführt: darauf wird erst die rechte, dann (mit einem Faden) die linke Aorta abgebunden. Peripher von der Ligatur wird mit einer feinen Schere eine Öffnung in den linken Aortenbogen geschnitten (nur bis zur Hälfte des Umfangs, Aorta nicht durchschneiden!), dann führt man eine feine Glaskanüle, die vorher mit Ringer gefüllt ist, direkt durch diese Öffnung peripherwärts in die linke Aorta (mit dem Finger unterstützt, um Durchreißen zu vermeiden) und bindet sie mit dem zweiten Faden fest. Dann schneidet man aus der Bauchwand einen Lappen, indem man von der bereits gemachten Wunde aus zwei mit der Medianlinie parallele Schnitte bis zum Becken führt. Diesen Lappen mit der Vene klappt man nach unten und legt ihn zwischen die Beine des Frosches. Nunmehr verbindet man die Kanüle luftfrei mit dem Schlauch der Durchleitungsflasche (Abb. 4).

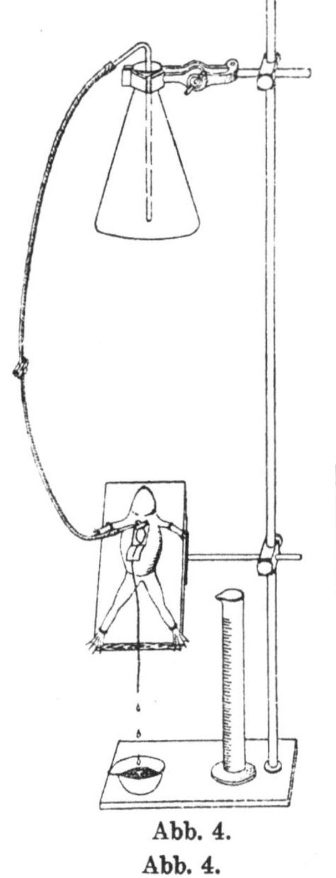

Abb. 4.

Abb. 4.

Zuerst wird der Frosch mit normaler Ringerlösung durchströmt und die Durchblutungsgröße pro Minute gemessen. Man regelt die Höhe der Flasche oberhalb des Frosches so, daß etwa

40 Tropfen in der Minute durchlaufen. Nach einer genügenden Normalperiode spritzt man mit einer feinen Injektionsnadel in den Schlauch dicht oberhalb der Kanüle 1 ccm 1 : 500 000 Adrenalin in Ringer. (Was geschieht? evtl. zu wiederholen.)

Ist die Durchflußmenge wieder normal geworden, so spritzt man 1 ccm einer Amylnitritlösung (10 Tropfen einer 20% alkoholischen Amylnitritlösung auf 100 ccm Ringer) ein und beobachtet den Erfolg (evtl. zu wiederholen). Das Versuchsergebnis wird in Kurvenform auf Millimeterpapier dargestellt.

Nötige Vorbereitungen.

Für jede Gruppe:

Eine große Esculente.
Glaskanüle.
Schere. } Selbst mitzubringen.
Pinzette. } Selbst mitzubringen.
Finder.
Dünne Fäden.
Watte.
Froschbrett.
2 Porzellanschälchen.
Maßzylinder.

Filtrierpapier.
Stativ mit Druckflasche, Gummischlauch und Schraubklemme.
Klemme für Froschbrett.
Adrenalinlösung 1 : 500 000 (3 ccm)
Lösung von Amylnitrit (10 Tropfen einer 20% alkoholischen Amylnitritlösung in 100 ccm Ringer) (3 ccm).

Auf den mittleren Tisch:

Einige Rückenmarksnadeln.

XIV. Praktikum.

Überlebender Dünndarm.

Eine Dünndarmschlinge von einem durch Nackenschlag getöteten Kaninchen wird in 200 ccm körperwarmer (niemals wärmer als 40°) Tyrodescher Flüssigkeit befestigt und mit einem Schreibhebel verbunden. Zunächst wird Frequenz, Art und Größe der normalen Pendelbewegungen beobachtet und an einer Millimeterskala abgelesen.

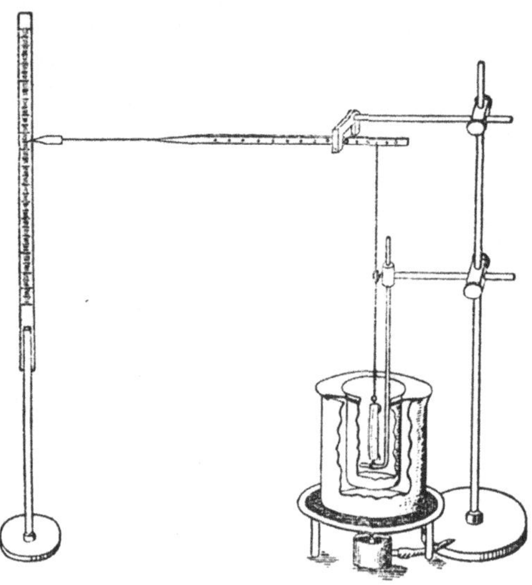

Abb. 5.

Zusatz von $^1/_{50}$ mg Cholin hat keine bzw. nur minimale Wirkung, dagegen führt $^1/_{500}$ mg Azetylcholin zu starker Erregung (Vergrößerung der Pendelbewegung bzw. Tonuszunahme).

Zusatz von 0,00005% Adrenalin bewirkt vorübergehende Hemmung. Nach sorgfältiger Reinigung des Glasgefäßes wird frische Tyrodesche Flüssigkeit eingefüllt, eine zweite Darmschlinge darin befestigt, nach Beobachtung der Normalbewegungen 0,01% Pilocarpin beigefügt und die hochgradige Erregung und Tonuszunahme beobachtet. Diese wird, wenn sie voll ausgebildet ist durch 0,00005% Atropin antagonistisch (?) aufgehoben. Beobachte, ob die Pendelbewegungen wieder einsetzen. Schließlich maximale Tonussteigerung durch 0,1% $BaCl_2$.

Nötige Vorbereitungen.

Für jede Gruppe:

Versuchsaufstellung für Darmversuche mit Schreibhebel und Millimeterskala (siehe Abb. 5).
Cholinlösung 1 ccm = $^1/_{50}$ mg (5 ccm)
Azetylcholinlösung[1]) 1 ccm = $^1/_{500}$ mg (5 ccm).
2% Pilokarpinlösung (5 ccm).
$^1/_{50}$% Atropinlösung (5 ccm).
20% $BaCl_2$-Lösung (5 ccm).
Suprareninlösung 1 ccm = $^1/_{10}$ mg (2 ccm).
Injektionsspritze (selbst mitzubringen).
Porzellanschälchen.
Thermometer.
Gekrümmte Nadel.
Fäden.

Auf den mittleren Tisch:

Wasserbad mit einer Schale mit 400 ccm Tyrodelösung mit einem Brenner auf 38° gehalten, langsame Durchleitung von Sauerstoff oder Luft.

Ein Kaninchen wird durch Nackenschlag getötet, der Dünndarm schnell herausgenommen und in die Schale mit Tyrodelösung gebracht. Der Darm muß mehrmals mit Tyrodelösung durchgespritzt werden.

Vorschrift für die Tyrodelösung:

80 g NaCl, 20 ccm 10% KCl-Lösung, 20 ccm 10% $CaCl_2$-Lösung, 10 ccm 10% $MgCl_2$-Lösung werden in 9 l destilliertem Wasser gelöst, hierzu wird langsam unter Schütteln 1 l destilliertes Wasser gefügt, worin 10 g $NaHCO_3$ und 10 ccm 5% NaH_2PO_4-Lösung gelöst sind.

---

[1]) Siehe S. 21.

Demonstrationen.

Allgemeine Vorbemerkung.

Die Einteilung der verschiedenen Giftwirkungen, sowie diese in den folgenden Vorschriften für jede Demonstration gegeben wird, ist etwas willkürlich und wechselt bei uns infolgedessen von Jahr zu Jahr, je nach den verschiedenen Widerstandsfähigkeiten der Versuchstiere. Wenn bei einer Demonstration die Wirkung des einen oder anderen Giftes nicht gezeigt werden kann, ist es meistens möglich, diese bei einer folgenden Demonstration einzuschalten.

Demonstration I.

Blutdruckversuch.

Ein Kaninchen wird gewogen und erhält mit der Schlundsonde 1 g pro Kilogramm Urethan in 10% Lösung; das Tier wird darauf 15 Minuten sich selbst überlassen. Die Zwischenzeit wird benutzt, um das Kymographion in Ordnung zu bringen, das Blutdruckmanometer zu füllen, Überdruck im Manometer zu machen und den Induktionsapparat vorzubereiten. Manometerflüssigkeit: halbgesättigte Natriumsulfatlösung[1]).

Nachdem leichte Narkose eingetreten ist, wird das Tier aufgespannt, tracheotomiert, und die Trachealkanüle mit der künstlichen Atmung verbunden. Mit Hilfe der künstlichen Atmung wird Äther eingeblasen, wofür eine Woulfsche Flasche mit zwei Kroneckerschen Schlitzhähnen dient. (Siehe Abb. 6.)

Je nachdem die Narkose mehr oder weniger tief gewünscht wird, wird der Hahn I auf 1, 2, 3 oder 4 eingestellt, während der Hahn II ganz offen steht, also auf 10 eingestellt wird.

In die Vena jugularis wird nun eine Venenkanüle eingeführt, welche auf eine Rekordspritze paßt und durch einen Stöpsel verschlossen ist; zur Vermeidung von Luftembolie wird diese Kanüle vorher mit Wasser gefüllt.

[1]) Bei solchen Blutdruckversuchen an Kaninchen, bei welchen keine stärkeren Blutdrucksenkungen zu erwarten sind, verwendet man besser 25 % Magnesiumsulfatlösung, die die Gerinnung länger verhindert. Dagegen muß bei allen Blutdruckversuchen an Katzen halbgesättigte Na_2SO_4-Lösung benutzt werden, da das Katzenherz sehr empfindlich gegen die Giftwirkung des Magnesiums ist.

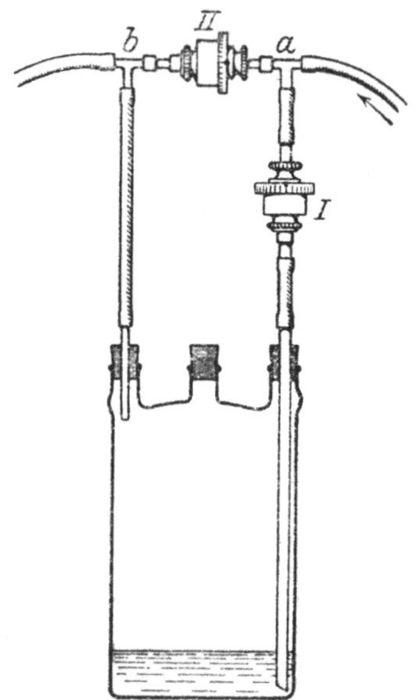

Abb. 6. Narkoseapparat.

Bestehend aus einer Woulfschen Flasche mit 3 Tubuli. Der mittelste dient zum Einfüllen des Narkotikums und ist mit einem Kork verschlossen. In den beiden anderen Öffnungen stecken Korke, durch welche Glasröhren gesteckt sind, die durch Gummischläuche mit den gläsernen T-Stücken a und b verbunden sind. Zwischen der langen Glasröhre, welche beinahe bis auf den Boden der Flasche reicht und dem T-Stück a ist der Hahn I eingeschaltet. Ein gleicher Hahn II ist zwischen den beiden T-Stücken angebracht. Von der in der Richtung des Pfeiles eingeblasenen Luft passiert ein Teil den Hahn I und perlt durch die Flüssigkeit, wodurch sie sich (nicht vollständig) mit dem Narkotikum sättigt, um sich bei b mit der Luft, welche direkt durch den Hahn II durchgelassen wurde, zu vereinigen. Von hier gelangt die Luft weiter zur Trachealkanüle.

Auf den Hähnen ist eine Teilung 0—10 angebracht. Indem man diese Teilung gegen den Zeiger verschiebt, wird die spaltförmige Öffnung der Hähne in gleichmäßig zunehmendem Maße geöffnet und hierdurch das Verhältnis der Luftmenge, welche direkt durchgeht, und der Luftmenge, welche durch die Flüssigkeit perlt, geändert, so daß man die Konzentration des Narkotikums in der Einatmungsluft beliebig verändern kann.

Der Hahn II bleibt meistens auf 10 eingestellt, dem Hahn I gibt man eine geeignete ausprobierte Mittelstellung. (Siehe den Text.)

Beide Vagi werden präpariert und auf Fadenschlingen gelegt. In eine Karotis wird eine Blutdruckkanüle eingebunden, welche, ebenso wie das Blutdruckmanometer, mit halbgesättigter Natriumsulfatlösung gefüllt wird.

Darauf wird das Becken des Tieres in Seitenlage gebracht und der Nervus ischiadicus präpariert. Hierzu sucht man mit den Fingern tastend den Trochanter und den Tuber ischii auf (der Ischiadicus läuft in der Tiefe genau in der Mitte zwischen diesen beiden Punkten), die Muskeln werden zur Seite geschoben, nötigenfalls durchschnitten, was jedoch nach hinreichender Übung vermieden werden kann, der Nerv aus seiner Scheide befreit und darauf auf die Versenkelektrode nach **Ludwig** gelegt. Die Elektrode (Abb. 7) wird mit der sekundären Rolle des Induktionsapparates verbunden.

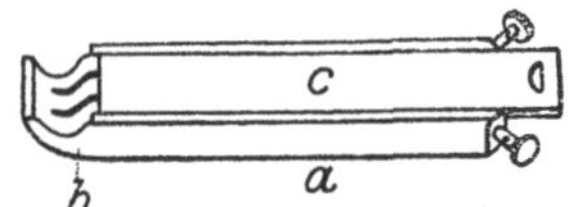

Abb. 7. Versenkelektrode.
Diese besteht aus einer Gummiplatte a, in welcher eine Rinne b eingeschnitten ist, welche durch einen Schiebedeckel c aus Hartgummi geschlossen werden kann. Durch die Platte a sind zwei starke Platindrähte gezogen, welche an der einen Seite in der Rinne liegen, an der anderen Seite in zwei kupfernen Kontaktschrauben endigen. Beim Anlegen schiebt man die Elektrode so weit unter den Nerven, daß dieser auf die Platindrähte zu liegen kommt, darauf wird der Deckel vorgeschoben. Der Nerv liegt dann in Kontakt mit den Platindrähten im Raume b eingeschlossen. Die Haut kann über der Elektrode zugenäht werden.

Beginn der Demonstration.

1. Schwache Reizung des Nervus ischiadicus bewirkt Bewegung der Pfote.

In die Vena jugularis wird nun langsam eine Kurarelösung (ungefähr 2 ccm 10% Kuraril pro Kilogramm) eingespritzt, und während der Injektion wiederholt der Ischiadicus gereizt, bis auch durch stärksten faradischen Strom keine Bewegung der Pfote hervorgerufen werden kann.

2. Die Karotiskanüle wird mit dem Blutdruckmanometer verbunden und die Blutdruckkurve aufgezeichnet. Bei Reizung des Ischiadicus tritt reflektorische Blutdrucksteigerung auf. Die hierfür nötige Reizstärke wird aufgeschrieben. Danach wird die künstliche Atmung für etwa 45 Sekunden unterbrochen: Erregung des vasomotorischen Zentrums durch das Erstickungsblut bewirkt Blutdrucksteigerung.

3. Hierauf wird Adrenalin eingespritzt (0,01 mg oder mehr): Blutdrucksteigerung.

4. Beide Vagi werden abgebunden und durchschnitten in der Weise, daß sowohl das zentrale als das periphere Stück an Fäden

befestigt bleiben. Reizung des rechten und linken peripheren Vagusstammes mit verschiedenen Stromstärken, um Pulsverlangsamung, Blutdrucksenkung und Herzstillstand zu demonstrieren; danach Demonstration der Wirkung von zentraler Vagusreizung auf den Blutdruck.

5. Einspritzung von 20 mg pro Kilogramm Atropin (langsam injizieren!), darauf faradische Reizung des peripheren Vagusstumpfes, was nun ohne Einfluß auf das Herz ist, während Reizung des zentralen Vagusstumpfes noch auf den Blutdruck wirkt.

6. Mit einer feinen Pipette wird nunmehr in die Trachealkanüle ein Tropfen einer 10proz. alkoholischen Amylnitritlösung gebracht. Die künstliche Atmung bläst den Dampf hiervon in die Lungen des Tieres: Blutdrucksenkung. Falls diese Senkung nicht stark genug ausfällt, werden mehrere Tropfen oder eine stärkere Lösung gebraucht (Vorsicht für Überdosierung, da sonst der Blutdruck nicht nach kurzer Zeit wieder zur Norm zurückkehrt, was für die weitere Demonstration nötig ist).

7. Nunmehr wird an Stelle der Ätherflasche eine ebensolche Flasche mit Chloroform in die künstliche Atmung eingeschaltet. Man beginnt mit einem Stand der Hähne 1 : 10, durch weitere Öffnung des Hahnes I erhöht man die Konzentration des Chloroforms in der Atmungsluft langsam und zeigt die parallel hiermit eintretende allmähliche Blutdrucksenkung. Von Zeit zu Zeit wird nun abwechselnd der Nervus ischiadicus mit der früher verwendeten Stromstärke gereizt oder Erstickung gemacht. Die hierdurch hervorgerufene Blutdrucksteigerung wird immer geringer und bleibt schließlich ganz aus.

Meistens gelingt es, ein Zwischenstadium zu zeigen, in welchem auf Reizung des Nervus ischiadicus Blutdrucksenkung an Stelle von Blutdrucksteigerung auftritt. (Umkehr des Reflexes durch Chloroform.)

8. Wenn das vasomotorische Zentrum weder reflektorisch noch durch Erstickung reizbar ist, wird durch das peripher angreifende Adrenalin (Dosis wie oben) noch eine kräftige Blutdrucksteigerung veranlaßt.

9. Die Chloroformnarkose wird nun so weit vertieft, daß der Blutdruck sehr niedrig wird, der Schreiber des Manometers schließlich keine sichtbaren Bewegungen mehr macht und mit dem Finger kein Herzschlag mehr zu fühlen ist. Jetzt wird schnell die Chloroformzufuhr beendet und reine Luft eingeblasen. Durch Thoraxkompression wird zugleich kräftige Herzmassage ausgeführt, so daß der Schreiber des Blutdruckmanometers bei jeder Kompression in die Höhe geht.

Manchmal glückt es auf diese Weise, das Herz wieder zum Schlagen zu bringen. (Erklärung des Mechanismus.)

Wenn dieses binnen einer Minute nicht gelingt, wird langsam unter andauernder Herzmassage Adrenalin (1 : 10 verdünnt) intravenös eingespritzt; das Herz beginnt darauf wieder zu schlagen.

In dem Maße nun durch die künstliche Atmung die Chloroformkonzentration im Blute vermindert wird, steigt der Blutdruck wieder an und kann schließlich den Ausgangswert erreichen.

Durch Reizung des Nervus ischiadicus und Erstickung wird schließlich untersucht, ob das vasomotorische Zentrum wieder erregbar geworden ist.

Die Kurve wird fixiert und an einem der folgenden Tage durch die für diese Demonstration besonders aufgerufene Studentengruppe genau ausgemessen.

Anmerkung: Dieser Versuch kann auch an der Katze ausgeführt werden. Das Tier wird unter einer Glasglocke mit Äther narkotisiert, bis es vollständig schlaff ist und die Atmung noch gerade andauert. Hierauf wird die Katze schnell aufgespannt, tracheotomiert und nunmehr die Äthernarkose mit Hilfe der künstlichen Atmung fortgesetzt.

Die zur Vaguslähmung nötige Atropinmenge ist bei der Katze niedriger als beim Kaninchen, 1—2 mg sind meist hinreichend.

Bei der Katze kann gewöhnlich auch der Unterschied in der Form der Blutdrucksteigerung durch Adrenalin demonstriert werden, wie sie vor und nach der Ausschaltung der Vaguswirkung durch Atropin zu sehen ist. Während nach Atropin die Blutdrucksteigerung meistens einen glatten und regelmäßigen Verlauf hat, wird bei intakten Vagi die Kurve unterbrochen durch ein Stadium, in welchem eine Verminderung der Blutdrucksteigerung, manchmal mit deutlichen Vaguspulsen, auftritt.

Der Unterschied beider Kurven nach derselben Adrenalindosis (z. B. 0,04 mg) kann am Ende des Versuches demonstriert werden.

Demonstration II.

Dekapitierte Katze.

Die Katze wird unter einer Glasglocke mit Äther narkotisiert und schnell aufgespannt, worauf die Trachealkanüle eingebunden wird. Die Äthernarkose wird nun bei einem Stand der Hähne 4 : 10 sehr tief gemacht, eine Venenkanüle eingeführt, beide Karotiden abgebunden und die Vagi durchschnitten.

Darauf wird die Dekapitation nach Sherrington ausgeführt, der die Methode folgendermaßen beschreibt:

„Die Haut wird in der Höhe des Hinterhauptes dicht hinter den Ohren quer durchtrennt und rückwärts zurückgezogen, um die Halsmuskulatur am Epistropheus freizulegen. Dann sind die Enden der Transversalfortsätze des Atlas zu fühlen. Gerade hinter diesen Fortsätzen macht man einen tiefen Einschnitt durch die Muskulatur. Der breite Processus spinosus des Epistropheus wird mit einer Knochenzange eingekerbt. Dicht unter dem Körper des Epistropheus wird mit einer scharfen Aneurysmennadel eine starke Ligatur hindurchgeführt, und in der Rille, welche durch den Einschnitt hinter den Querfortsätzen des Atlas und durch die Kerbe im Processus spinosus des Epistropheus gebildet wird, festgeknotet. Diese Ligatur komprimiert die Vertebralarterien, wo sie von den Querfortsätzen des Epistropheus zum Querfortsatz des Atlas laufen. Eine zweite starke Ligatur wird dann in der Höhe des Krikoidknorpels um den Hals geschlungen und so gelegt, daß sie den ganzen Nacken mit Ausnahme der Trachea umfaßt. Die Dekapitation wird mit einem Amputationsmesser vollendet. Sie geht von der ventralen Seite durch das Atlanto-Okzipitalgelenk und durchschneidet das Rückenmark gerade hinter seiner Verbindung mit der Medulla oblongata. Die rund um den Hals gelegte Ligatur wird im Augenblick der Dekapitation fest zugezogen und der abgeschnittene Kopf des tief narkotisierten Tieres wird dann entfernt. Blutung ist außerordentlich gering. Wenn noch etwas Blut aus dem Wirbelkanal sickert, wird sie durch geringe Erhebung des Halses über dem Körper gestillt. Die Hautlappen werden zusammengenäht, um das freiliegende Ende des Rückenmarkes und die anderen durch die Amputationswunde entblößten Gewebe zu bedecken."

Die ganze Operation kann in 6 Minuten ausgeführt werden. Der Körper des Tieres liegt auf einem elektrisch erwärmten Operationsbrett, die künstliche Atmung muß während des ganzen Versuches fortgesetzt werden, aber die Ätherzufuhr wird nunmehr unterbrochen.

Bei der allmählichen Ausscheidung des Narkotikums aus dem Tierkörper werden die hierbei nacheinander auftretenden Reflexe demonstriert.

Zuerst der Patellarreflex, dann

Schwanzbewegung auf Schwanzkneifen.

Gleichzeitiger Beugereflex
Gekreuzter Streckreflex } auf Kneifen der Pfoten.

Sorgfältig muß darauf geachtet werden, daß das Tier nicht überhitzt wird, da dann die Reflexe schlecht werden.

Das Tier wird nunmehr auf seine rechte Seite gelegt, ein Hautschnitt an der lateralen Seite des linken Knies nach unten gemacht und der Nervus peroneus aufgesucht, den man durch die Faszie durchschimmern sieht. Der Nerv wird so weit als möglich peripher abgebunden und peripher hiervon durchgeschnitten. Er wird auf die Versenkelektrode nach Ludwig oder auf die einfache Elektrode von Sherrington[1]) gelegt.

Das linke Hinterbein wird nun in zwei Schlingen aus Wollfäden, die an einem Stativ befestigt sind, in der Schwebe gehalten; an der Pfote wird ein Faden befestigt, der über eine Rolle nach dem Hebel zu läuft. Wenn im Laboratorium vorhanden, kann hierzu der senkrechte Linien schreibende Hebel von Keith-Lucas benutzt werden[2]).

Jetzt wird in regelmäßigen Zeitabständen der Nervus peroneus gereizt und die hierdurch veranlaßten gleichseitigen Beugereflexe registriert. Die Reizung geschieht mit dem faradischen Strom, wobei in den sekundären Kreis ein Widerstand von etwa 20 000 Ohm eingeschaltet wird, um den Einfluß geringer Verschiebungen des Nerven an den Elektroden auszuschalten.

Alle 2 Minuten wird gereizt, am besten wird der faradische Strom jeweils 5 Sekunden lang geschlossen. Hierdurch erhält man regelmäßigere Ergebnisse, als bei Reizung durch abgeblendete Einzelöffnungs- oder Schließungsschläge. Jede Reizung wird durch einen Elektromagnet auf dem Kymographion registriert.

Nachdem anfangs mehrere normale Reflexe geschrieben sind und die Größe und Form der Reflexe aufgezeichnet ist, wobei die

---

1) Journal of Physiology 38, 382. 1909.

2) J. N. Langley, Journ. of Physiol. 43, 127. 1911—12.

Erscheinungen der Summation, der Nachentladung usw. demonstriert werden können, wird mit Hilfe der künstlichen Atmung Chloroform eingeblasen. Man beginnt mit einem Stand der Hähne $^1/_2$: 10 und geht dann auf 1 : 10 und 2 : 10 über, wobei die Reflexe allmählich kleiner werden und schließlich vollständig aufhören. Manchmal ist nach dem Eintritt der Chloroformwirkung Reflexumkehr zu sehen, oder es treten allein Beugebewegungen auf und die sekundären Streckreflexe werden unterdrückt. Nachdem die Reflexe vollständig verschwunden sind, wird die Chloroformzufuhr unterbrochen und Luft eingeblasen. Die allmähliche Rückkehr der Reflexe wird registriert und dabei ebenfalls auf die Form der Reflexzuckungen geachtet.

Hierauf wird vorsichtig 4—5 ccm 2% Coffeino-natrium benzoicum eingespritzt und die starke Vergrößerung der Reflexkontraktionen demonstriert. Man kann nun entweder den Versuch fortsetzen mit den unter Demonstration IV beschriebenen Blutdruckversuchen oder, wenn man hieraus eine besondere Demonstration machen will, jetzt Strychnin injizieren. Die erhöhte Reflexerregbarkeit läßt sich nach 0,2 mg pro Kilogramm intravenös deutlich demonstrieren. Auch eine etwaige Veränderung in der Form der Reflexe muß beachtet werden. Die Strychnindosis wird nun auf 0,4 mg pro Kilogramm erhöht, worauf allgemeine Krämpfe auftreten.

Zum Schlusse läßt man das Tier ersticken, hierbei wird das Aufrichten der Haare am Schwanz demonstriert (Reizung der Ursprünge der Pilomotoren im Rückenmark durch Kohlensäure).

Demonstration III.

Diureseversuch an der dezerebrierten Katze.

Nikotinwirkung auf sympathische Ganglien.

Eine Katze wird unter der Glasglocke mit Äther narkotisiert. Demonstration der Ätherwirkung: Speichelsekretion, evtl. Exzitationsstadium, in manchen Fällen Narkoselaufbewegungen, Narkosesteifheit, schließlich tiefe Narkose mit regelmäßiger Atmung. Das Tier wird dann aufgespannt, schnell eine Trachealkanüle eingebunden, und die Äthernarkose mit Hilfe der künstlichen Atmung und des oben beschriebenen Narkoseapparates (siehe Abb. 6) fortgesetzt. Die Narkosesteifheit ist hierbei meistens nicht vollständig verschwunden.

Beide Karotiden werden abgebunden, die Vagi durchschnitten, die beiden zentralen Vagusenden an Fäden befestigt und eine Injektionskanüle in die Jugularis eingeführt. Hierauf wird das Tier umgedreht, so daß es auf dem Bauch zu liegen kommt, und der Kopf vom Kopfhalter losgemacht. Unter fortdauernder tiefer Narkose wird ein sagittaler Hautschnitt über den Schädel hin von der Protuberantia occipitalis externa an zur Verbindungslinie der Augen gemacht.

Die Insertion der Temporalmuskeln wird beiderseits mit einem halbzirkelförmigen Schnitt abgetrennt, die Muskeln mit einem Raspatorium oder dem Messerstiel vom Schädel losgemacht, so daß das Schädeldach bloßliegt. Mit einem Trepan von etwa 18 mm Diameter wird nun an der einen Seite eine Öffnung in den Schädel gebohrt, wobei sorgfältig darauf geachtet werden muß, daß:

1. weder der Sinus longitudinalis noch der Sinus transversus eröffnet wird. Der Rand des Trepans muß darum einige Millimeter von der Sagittalnaht entfernt bleiben, und auch einige Millimeter vor der Insertion der Okzipitalmuskeln bleiben;
2. daß beim Trepanieren das Instrument, wenn es die Lamina interna durchschneidet, nicht in das Gehirn durchfährt. Das Bohren muß darum gegen das Ende zu vorsichtig ausgeführt werden.

Zur Vermeidung von Blutung werden nun durch einen Assistenten mit Daumen und Zeigefinger der rechten Hand beide Vertebralarterien komprimiert. Zu diesem Zwecke wird am Halse das Gewebe direkt hinter den großen Querfortsätzen des Atlas kräftig gegen die Wirbelsäule angedrückt. Der Druck muß genau lateral gegen die Wirbelsäule ausgeführt werden und nicht, wie das durch Ungeübte meistens geschieht, an der Ventralseite. Bei gut ausgeführter Kompression bleibt bei der nun folgenden Dezerebrierung jede intrakranielle Blutung aus.

Das Dezerebrieren (Sherrington) selbst kann auf verschiedene Weisen ausgeführt werden.

Am einfachsten ist es, die Dura in der Trepanationsöffnung zu spalten, und durch den Duraschnitt an der Hirnoberfläche entlang einen in der Längsrichtung leicht gekrümmten Spatel (Abb. 8) nach hinten zu schieben, bis das Tentorium cerebelli erreicht wird, welches bei der Katze knöchern ist. Der Spatel wird nun längs des Tentorium cerebelli nach der Schädelbasis vorgeschoben und, wenn diese erreicht ist, durch eine Bewegung in der Ebene des Tentoriums der Hirnstamm durchgeschnitten. Der Schnitt fällt meistens zwischen vordere und hintere Vierhügel.

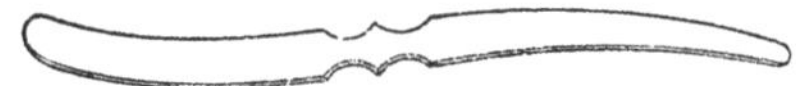

Abb. 8. Metallspatel, an beiden Seiten leicht umgebogen, zum Dezerebrieren.

Die Kompression der Vertebralarterien wird nun beendet, und der Kopf des Tieres etwas hoch gelagert, um die Blutung einzuschränken. Diese ist meistens sehr gering. Bei dieser Methode bleibt also das Gehirn in der vorderen Schädelgrube liegen.

Eine andere Methode besteht darin, daß mit der Knochenzange unter Kompression der Vertebrales das ganze Schädeldach weggebrochen wird. Hierbei braucht der Sinus sagittalis nicht geschont zu werden, dagegen wohl der Sinus transversus. Die Dura wird hierauf an beiden Seiten von der Großhirnoberfläche entfernt, die Dezerebrierung mit dem Spatel in der Ebene des Tentoriums ebenso ausgeführt wie oben beschrieben wurde, und nun das gesamte Gehirn vor dem Dezerebrierungsschnitte entfernt. Hierbei muß darauf geachtet werden, daß die Dura an der Schädelbasis nicht gezerrt oder abgerissen wird, da sonst starke Blutung auftritt. Der Vorteil dieser letzteren Methode ist, daß die Lage des Schnittes im Verhältnis zu den Corpora quadrigemina und dem Mittelhirn direkt gesehen werden kann und daß eine etwaige

Blutung nicht leicht zu Kompressionserscheinungen führt. Auch kann man im Notfalle Blutgerinnsel während des Versuches aus der Schädelhöhle entfernen.

Die Haut wird hierauf zusammengenäht und die Äthernarkose beendet.

Das Tier beginnt meistens nach einiger Zeit spontan zu atmen; für diese Demonstration ist es jedoch empfehlenswert, die künstliche Atmung fortzusetzen.

Die Katze wird nun wieder auf dem Rücken aufgebunden, eine Blutdruckkanüle in die Karotis eingeführt und zur Anbringung der Blasenkanüle ein sagittaler Hautschnitt von etwa 5 cm Länge in der Mittellinie von der Symphyse nach oben gemacht. Die Bauchwand wird hierauf in der Linea alba durchtrennt und die Öffnung dabei möglichst klein gemacht, da sonst leicht Darmschlingen nach außen gepreßt werden. Die nun frei liegende Blase wird mit zwei chirurgischen Pinzetten gefaßt und vorsichtig und langsam nach außen gezogen. Die Bauchwand

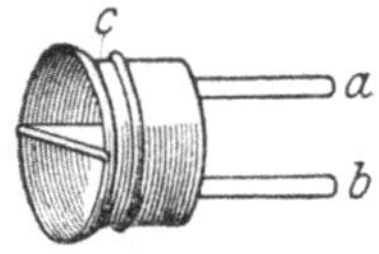

Abb. 9. Blasenkanüle.

Besteht aus einem dickwandigen Glaszylinder, in dessen Boden zwei parallele Glasröhrchen a und b angeschmolzen sind. Die Kanüle wird durch einen an der Vorderseite der Blase geführten Schnitt eingeführt, die Blasenwand über den Rand hingezogen und mit einem starken Faden in der Rinne c festgebunden. Das Röhrchen b ist in Verbindung mit einem horizontalen Röhrchen, aus dem der Harn abtröpfelt. Das Röhrchen a dient zum Füllen des ganzen Systems und wird danach verschlossen.

Die Zwischenwand wird bei dieser Demonstration nicht gebraucht, sie dient um die rechte und linke Blasenhälfte zu scheiden, wenn der Harn aus beiden Nieren getrennt aufgefangen werden soll (Naunyn-Pfaff).

wird jetzt mit ein oder zwei Ligaturen wieder zusammengenäht, wobei vor allem darauf geachtet werden muß, daß beide Ureteren hierdurch nicht komprimiert werden.

Die Blasenkanüle (Abb. 9) wird nunmehr durch einen Schnitt an der Vorderseite der Blase in diese eingeführt und festgebunden, wobei darauf geachtet werden muß, daß die Einmündungsstellen der Ureteren nicht mit abgebunden werden.

Das eine Seitenrohr der Blasenkanüle wird durch einen Gummischlauch mit einem umgebogenen Glasrohr verbunden, das an der einen Seite zu einer feinen Spitze ausgezogen ist, aus welcher der Harn abtropfen kann. Die Tropfen fallen auf einen empfindlichen Tropfenzähler, z. B. den von O. Loewi (von Castagna in Wien), wobei jedesmal ein elektrischer Kontakt geschlossen wird. Hierdurch kann jeder Tropfen entweder durch einen Elektromagnet auf dem Kymographion registriert oder durch eine elektrische Klingel den Studenten hörbar gemacht werden. Das andere Seitenrohr der Blasenkanüle wird benutzt, um das ganze System mit warmem Wasser zu füllen, und wird darauf mit einem Glasstopfen abgeschlossen.

Das Glasröhrchen, aus dem der Harn abtropft, muß in derselben Horizontalebene liegen wie die Blase.

Nunmehr wird die linke Niere in das Onkometer von Cohnheim-Roy gelegt, das vorher mit Öl gefüllt und auf Körpertemperatur erwärmt ist. Hierzu sucht man mit der Hand tastend durch die Bauchwand hin die linke Niere auf und schneidet die Bauchwand an der linken Seite unterhalb des Rippenbogens in der Höhe der Niere in sagittaler Richtung ein, wobei meistens keine Blutung erfolgt und höchstens eine kleine Vene abgebunden werden muß, öffnet darauf das Peritoneum und luxiert die Niere nach außen. Die Öffnung der Bauchwand muß so groß gemacht werden, daß das Onkometer hindurch geht. Nunmehr wird so vorsichtig wie möglich, ohne an der Niere zu ziehen oder diese zu drücken, der Nierenhilus von Fett und Bindegewebe frei präpariert, so daß Arterie, Vene und Ureter frei liegen, die Nierenkapsel eingeschnitten und abgezogen. Darauf wird die Niere in das geöffnete Onkometer gelegt, dieses geschlossen und dabei Sorge getragen, daß Arterie, Vene und Ureter nicht gedrückt werden. Das Onkometer wird nunmehr in die Bauchhöhle zurückgeschoben und so gelagert, daß die Nierengefäße nicht abgeklemmt werden. Das Seitenröhrchen des Onkometers liegt außerhalb der Bauchhöhle und wird durch einen mit Luft gefüllten Gummischlauch mit dem Volumschreiber von Schlayer[1]) verbunden, welcher mit Petroleum gefüllt ist.

Wenn das Onkometer richtig liegt, dann sind die Pulse auf der Onkometerkurve zu sehen, und es tritt keine allmählich zunehmende Volumzunahme durch Stauung ein.

Die Bauchwand wird nun um das Seitenröhrchen des Onkometers durch Ligaturen geschlossen. Die Karotiskanüle wird mit dem Blutdruckmanometer verbunden und der Blutdruck registriert. Manometerflüssigkeit: $^1/_2$ gesätt. Na_2SO_4-lösung.

Für genaue wissenschaftliche Onkometerversuche ist es nötig, die Tiere zu kurarisieren, um den Einfluß von Muskelkontraktionen auf das Onkometer auszuschließen. Bei dieser Demonstration kann das jedoch unterlassen werden.

---

[1]) Schlayer, Centralblatt für Physiol. 20, 257. 1906.

Demonstration:

Verhalten von Blutdruck, Nierensekretion und Nierenvolum.

1. Einfluß sensibeler Reize, z. B. Pfotenkneifen oder Erstickung, wobei gewöhnlich Blutdrucksteigerung und Abnahme des Nierenvolumens durch Gefäßkontraktion gleichzeitig eintreten.

2. Intravenöse Einspritzung von 1 ccm 10% Coffeino-Natrium benzoicum. Diese Injektion muß außerordentlich langsam erfolgen, weil sonst starke Blutdrucksenkung folgt. Meistens tritt hiernach eine Zunahme der Nierensekretion auf. Expansion des Nierenvolumens kann stattfinden, aber bleibt auch manchmal aus (Unabhängigkeit der Diurese von der Nierendurchblutung).

3. Hierauf werden 5 ccm einer 20proz. Natriumsulfatlösung langsam intravenös eingespritzt, worauf meistens starke Salzdiurese erfolgt, die mit oder ohne Zunahme des Nierenvolumens erfolgen kann.

4. Hierauf wird 0,1 mg Adrenalin eingespritzt: Blutdrucksteigerung, starke Abnahme des Nierenvolums, Aufhören der Diurese. Die Wirkung ist vorübergehend.

Man kann auch, wenn dieses im Anfang des Experimentes nicht deutlich war, nunmehr den Einfluß der Erstickung auf Blutdruck, Nierenvolum und Diurese zeigen.

Danach wird die Registrierung des Blutdrucks und des Nierenvolums unterbrochen.

Einfluß von Nikotin auf die sympathischen Ganglien.

Das Tier wird so gelagert, daß die Studenten das eine Auge der Katze beobachten können. Auf faradische Reizung des zentralen Vagusstumpfes, mit welchem der Halssympathikus bei der Katze meist zusammen verläuft, erfolgt Öffnung der Lidspalte, Retraktion der Nickhaut und Pupillenerweiterung. Jetzt wird intravenös 10—15 mg Nikotin pro Kilogramm eingespritzt und hierbei auf die oben beschriebenen Symptome der Sympathikusreizung geachtet. Nachdem diese vorbeigegangen sind, ist Reizung des Halssympathikus ohne Wirkung auf das Auge.

Der Effekt beruht auf Lähmung des Ganglion cervicale supremum, so daß die Erregungen nicht mehr von den prä- auf die postganglionären Fasern übergehen können. Die postganglionären Fasern selber bleiben dagegen erregbar. Um dieses zu demonstrieren, wird das Mittelohr von der Bulla ossea aus eröffnet, und die in der Schleimhaut des Promontoriums verlaufenden postganglionären Sympathikusbahnen für das Auge direkt faradisch gereizt, worauf sofort der typische Effekt am Auge eintritt.

Die Bulla ossea ist bei der Katze leicht an der Schädelbasis medial und etwas kaudal vom Unterkieferwinkel beiderseits als ein runder Buckel zu fühlen; der Hautschnitt wird in sagittaler Richtung geführt, die Muskeln nach rechts und links mit stumpfen Haken auseinandergezogen und die Bulla freigelegt. Man braucht, da die Karotiden abgebunden sind, keine Blutung zu fürchten, nur einige Venen werden mit dem stumpfen Haken zur Seite geschoben.

Die Bulla selbst wird mit einem kleinen Meißel eröffnet und die Öffnung nötigenfalls mit der Knochenzange vergrößert. Die Sympathikusbahn läuft an der Basis des Promontoriums[1]). Die Stelle ist leicht zu finden.

---

[1]) Abbildung bei A. de Kleyn und Ch. Socin, Pflügers Arch. **160**, 409. 1915.

Demonstration IV.

Quantitative Blutdruckversuche an der Rückenmarkskatze.

Die Katze wird gerade so wie bei Demonstration II dekapitiert. Nachdem der Äther aus dem Körper ausgeatmet ist, wird eine Karotis mit dem Blutdruckmanometer verbunden. Hierzu kann man vorteilhafterweise, um Gerinnung zu vermeiden, die durch Mac Craken und Werness beschriebene Blutdruckkanüle verwenden. (Siehe Abb. 10.)

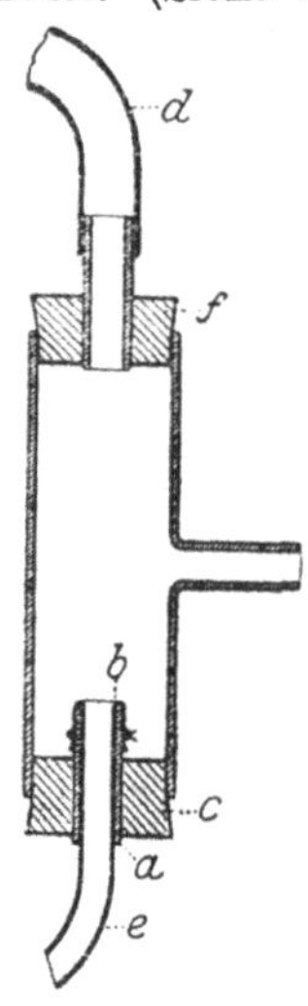

Abb. 10. Blutdruckkanüle nach Mac Craken und Werness[1]).

Diese besteht aus einem ziemlich dickwandigen gläsernen Zylinder mit einem Seitenrohr, das durch einen Gummischlauch mit dem Blutdruckmanometer verbunden wird. An der Unterseite wird der Zylinder durch einen Gummistopfen c abgeschlossen, durch welchen ein dünnwandiges Metallrohr a geht (lichte Weite 1,6—2 mm). Hierdurch wird die Karotis gezogen, welche über den Rand b des Metallröhrchens a gestülpt und dort festgebunden wird. Die obere Öffnung des Zylinders ist durch den Stopfen f verschlossen, in welchem sich ein Glasröhrchen mit Gummischlauch befindet, der durch eine Schraubklamme bei d verschlossen wird.

[1]) W. Mac Craken and S. Werness, A device for overcoming clotting during direct bloodpressure experiments. Journ. pharm. and exper. therap. Vol. IX. S. 305 1916—1917.

Diese wird folgendermaßen eingeführt:

Die Karotis, welche über eine Länge von mehreren Zentimetern frei präpariert ist, wird durch das metallene Röhrchen a durchgezogen, so daß die Arterie mit einem Stückchen daraus hervorragt und diese darauf mit einer kleinen Klemme unterhalb des Apparates bei e vorläufig abgeklemmt. Dann wird das freie Ende, das bei b hervorragt, abgeschnitten und die Arterie hierdurch geöffnet. Diese wird nun mit Hilfe von zwei feinen Pinzetten über das freie Ende b des Metallröhrchens gestülpt. Glückt dieses, dann wird das umgeklappte Ende mit einem feinen Seidenfaden in einer kleinen Rinne im Metallröhrchen festgebunden. Jetzt wird der Stopfen C in den Glascylinder gebracht und der ganze kleine Apparat mit halbgesättigter Natriumsulfatlösung gefüllt, wobei die Klemme bei d kurze Zeit geöffnet wird, um die Luft zu entfernen.

Im Manometer wird nun der gewünschte Überdruck gemacht und die Klemme von der Arterie entfernt. Es ist vorteilhaft, den Apparat in einem Stativ zu befestigen, da sonst die Arterie abgeklemmt werden kann.

Die zu diesem Versuche verwendete Katze darf nicht zu klein sein. Die Injektionskanüle wird diesesmal besser in die Vena Femoralis statt in die Jugularis eingeführt.

1. Jetzt wird diejenige A d r e n a l i n d o s i s bestimmt, welche gerade m a x i m a l e Blutdrucksteigerung bewirkt, z. B. 0,05 mg pro Kilogramm (die Empfindlichkeit der Katzen wechselt stark).

Hierauf wird nun zunächst eine Adrenalindosis eingespritzt, welche ungefähr eine Blutdrucksteigerung bis zur h a l b m a x i m a l e n Höhe bewirkt, und darauf eine Adrenalindosis, welche vollständig oder fast vollständig u n w i r k s a m ist. Die Einspritzungen müssen stets mit derselben Geschwindigkeit ausgeführt werden, z. B. in 20 Sekunden, und das Volumen der einzuspritzenden Lösung stets das gleiche sein (1 ccm). Nach jeder Einspritzung muß die Kanüle mit Ringerlösung durchgespritzt werden, um den letzten Rest des Adrenalins von der vorhergehenden Injektion zu entfernen. Darauf wird nochmals diejenige Dosis, welche die halbe Blutdrucksteigerung bewirkte, eingespritzt, und gezeigt, daß die Blutdrucksteigerung genau gerade so hoch ausfällt.

NB. Will man den Adrenalingehalt eines Präparates von unbekannter Stärke untersuchen, dann muß man hiervon gerade diejenige Dosis bestimmen, welche eine solche mittelgroße Blutdrucksteigerung hervorruft, und mit einer Lösung von bekanntem Adrenalingehalt vergleichen, welche eine eben so starke Wirkung ausübt. Denn gerade in dieser Zone der Wirkung machen bereits kleine Unterschiede in der Dosis große Unterschiede in der Blutdrucksteigerung, während, wenn man maximal wirksame Dosen einspritzt, die Höhe der Blutdrucksteigerung nicht so stark mit der eingespritzten Dosis wechselt[1]).

2. Hierauf wird $^1/_2$—1 ccm Pituitrin intravenös eingespritzt. Die Blutdrucksteigerung ist weniger hoch, doch dauert länger. (Andere Hypophysenpräparate haben manchmal keine blutdrucksteigernde Wirkung.)

3. Einspritzung von Cholin: $^1/_2$ mg bewirkt meistens eine mittlere, 1 mg eine starke vorübergehende Blutdrucksenkung, manchmal sind auch schon kleinere Dosen hinreichend. Hiermit wird nun die Wirkung von Azetylcholin verglichen: 0,001 mg bewirkt eine starke Blutdrucksenkung, manchmal ist sogar noch $^1/_{1000000}$ mg wirksam.

4. Einspritzung von $^1/_{10}$ mg Nikotin bewirkt Blutdrucksteigerung nach vorhergehender deutlicher Vaguswirkung (Pulsverlangsamung, Blutdrucksenkung). Diese Vaguserregung wirkt der Blutdrucksteigerung teilweise entgegen und muß daher für genaue Wertbestimmungen ausgeschaltet werden, was durch langsame Einspritzung von 4—5 mg Atropin geschieht. Wird hierauf wieder $^1/_{10}$ mg Nikotin eingespritzt, dann tritt jetzt eine reine Blutdrucksteigerung auf. Eine nachfolgende Injektion von 0,1 mg Nikotin gibt dann wieder eine gerade so hohe Blutdrucksteigerung, wenn zwischen den beiden Injektionen so lange gewartet wird, daß der Blutdruck wieder auf das alte Niveau herabgesunken ist, was meistens nach etwa 10 Minuten der Fall ist.

5. Hierauf wird 0,1 mg Lobelin eingespritzt, was eine ebenso hohe Blutdrucksteigerung bewirkt als 0,1 mg Nikotin. Nunmehr ruft ein Gemisch von $^1/_{20}$ mg Nikotin und $^1/_{20}$ mg Lobelin eine beträchtlich höhere Blutdrucksteigerung hervor, und ebenso eine hierauf folgende Injektion von 0,1 mg. Nikotin allein. Die Empfindlichkeit für Nikotin ist durch die vorhergehende Lobelineinspritzung beträchtlich erhöht worden[2]).

6. Schließlich wird $^1/_2$ mg g-Strophantin eingespritzt und die Blutdrucksteigerung und der schließlich auftretende Herztod demonstriert (Eröffnung des Thorax, Demonstration des Herzstillstandes, langsam eintretende systolische Kontraktur der Ventrikel).

---

[1]) W. Storm van Leeuwen, Physiologische Waardebepalingen van geneesmiddelen. Proefschrift Utrecht 1919. S. 15.

[2]) W. Storm v. Leeuwen en C. de Lind v. Wyngaarden, Over den invloed van Lobeline op de bloedsdrukverhooging door Nicotine. Kon. Acad. v. Wetenschappen, Amsterdam. Wis-en Nat. Afd. Dl. XXVI, 1. 1917.

Demonstration Va.

Wirkung des Strophantins auf das isolierte Säugetierherz.

Jedes Laboratorium wird wahrscheinlich einen Langendorffapparat besitzen. Alle gebräuchlichen Modelle können für diese Demonstration benutzt werden.

Wir benutzen hierfür die einfache Versuchseinrichtung nach Locke (siehe Abb. 11).

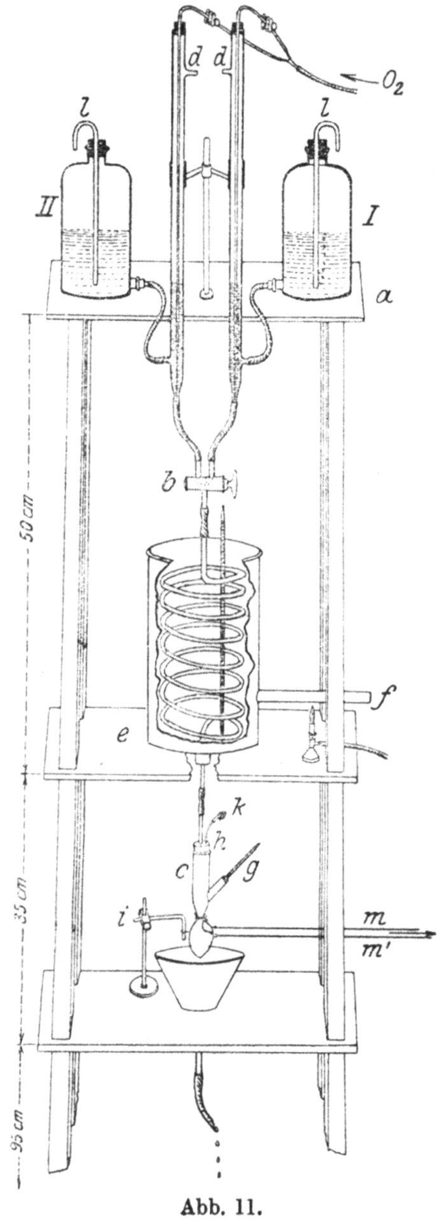

Abb. 11.

Abb. 11. Langendorffapparat (Modell von Locke).

An einem hölzernen Stativ sind drei horizontale Bretter befestigt. Auf dem oberen Brett a stehen zwei Mariottesche Flaschen I und II von 1 l Inhalt, welche durch Gummischläuche mit zwei Büretten in Verbindung stehen, die mit Klemmen an dem Brette a befestigt sind. Je nach dem Stand des Hahnes b, der zwei schräge Durchbohrungen besitzt, kann die Flüssigkeit aus einer der beiden Flaschen unter konstantem Druck durch die gläserne Spirale nach der Kanüle c fließen, an welcher das Herz befestigt ist.

Durch die Flüssigkeit in beiden Büretten perlt ein Strom von Luft oder Sauerstoff, das überflüssige Gas entweicht aus den Seitenröhren d.

Zur Erwärmung der Durchströmungsflüssigkeit auf Körpertemperatur befindet sich die gläserne Spirale in einem zylindrischen kupfernen Wasserbad, das auf einem Metallring auf dem durchbohrten Brette e aufruht. Die Erwärmung des Bades geschieht mit Hilfe eines massiven Kupferstabes f, der gut schließend in der Wand des Wasserbades eingelötet ist und etwas in den Innenraum des Gefäßes vorsteht. Dieser Stab wird durch einen Bunsenbrenner erhitzt. Das Wasserbad wird unten durch einen Kautschukstopfen abgeschlossen, durch welchen das Endrohr der Spirale nach der Herzkanüle geht. An dieser Kanüle befindet sich ein Seitenrohr, in welchem ein Thermometer steckt. Der Gummistopfen h, mit welchem die Kanüle mit der Spirale verbunden ist, enthält eine zweite Durchbohrung, durch welche ein enges Glasröhrchen geschoben wird, das mit einem Gummischlauch und einer Schraubklemme k geschlossen wird. Durch Öffnung der Schraubklemme k kann man die Luft aus der Herzkanüle vertreiben; unter Umständen kann diese Einrichtung auch gebraucht werden, um die Flüssigkeit aus der Spirale, ohne daß diese das Herz zu passieren braucht, zu entfernen. Man kann hierdurch erreichen, daß beim Umstellen des Hahnes b die Flüssigkeit aus der nunmehr angeschlossenen Flasche nicht erst allmählich den Inhalt der Glasspirale verdrängt, sondern schnell nach der Herzkanüle durchfließen kann, so daß also kurz nach dem Umdrehen des Hahnes b genannte Flüssigkeit nahezu unvermischt das Herz durchströmt. Das Herz wird an dem umgebogenen Glasstab i festgebunden.

Die Flüssigkeitsmenge, welche aus dem Herzen ausfließt, wird durch einen Trichter in dem untersten Brett gesammelt und mit einer darunter aufgestellten Stromuhr (Abb. 12, s. S. 48) gemessen. Die Fäden m und m' verbinden Vorhof und Kammer mit den Schreibhebeln. Der Abstand des Unterrandes der Röhren in den Mariotteschen Flaschen bis zur unteren Öffnung der Herzkanüle beträgt etwa 80 cm.

Als Ernährungsflüssigkeit dient die Locke-Ringersche Lösung, welche folgende Zusammenstellung besitzt:

0,9% NaCl. 0,042% KCl. 0,024% $CaCl_2$. 0,1% Glukose.
0,02% $NaHCO_3$.

Die Menge von 2 l Flüssigkeit, welche meistens für einen Versuch hinreicht, wird auf folgende Weise bereitet:

18 g NaCl + 8,4 ccm 1% KCl-Lösung + 4,8 ccm 1% $CaCl_2$-Lösung werden in 1,8 l destilliertem Wasser gelöst und aus einem fein ausgezogenen Röhrchen hierdurch etwa 2 Stunden lang ein langsamer Luft- oder Sauerstoffstrom geleitet, so daß die Flüssigkeit mit Sauerstoff gesättigt wird.

Kurz vor dem Gebrauche wird hierzu unter Umrühren eine Lösung zugesetzt von 0,4 g $NaHCO_3$ + 2 g Glukose in 200 ccm destilliertem Wasser. Die ganze Flüssigkeit wird hierauf gut umgeschüttelt.

Will man die Kontraktionen von Vorhof und Kammer gleichzeitig registrieren und vermeiden, daß der Versuch durch die Erscheinungen des Herzblockes gestört wird, dann ist unumgänglich nötig, für diese Lösung frisch aus gläsernen Gefäßen destilliertes Wasser und vollständig reine Chemikalien zu benutzen (Mercks garantiert reine Reagentien oder Präparate von Kahlbaum „zur Analyse mit Garantieschein").

Ein Kaninchen wird durch Nackenschlag getötet, der Thorax geöffnet, das Herz mit der Aorta ascendens herausgeschnitten und in einem Schälchen mit warmer Locke-Ringerlösung ausgespült, darauf in ein anderes Schälchen mit reiner Locke-Ringerlösung gebracht und hierin so lange vorsichtig massiert, bis alles Blut entfernt ist (zur Vermeidung von Gerinnseln).

An der Hinterseite der Ventrikel in der Nähe der Vorhofsgrenze wird mit einer feinen Nadel ein Seidenfaden durch die Ventrikelwand gezogen und nunmehr mit 2 Pinzetten die Aorta ascendens über die Herzkanüle gezogen und festgebunden, wobei keine Luftblasen in der Aorta zurückbleiben dürfen.

Die Hinterwand des Ventrikels wird nun an den Glasstab (i) festgebunden, und die Spitze des einen Herzohrs und die Vorderseite der Ventrikel durch Fäden, welche über Rollen laufen, mit zwei leichten Hebeln verbunden[1]). Registriert werden also die Querkontraktionen der Kammern auf dem Kymographion.

Falls das Herz im Anfang des Versuches flimmert, wird 1 ccm 10% KCl-Lösung durch den Gummischlauch oberhalb der Herzkanüle eingespritzt. Das Herz steht darauf still und beginnt, sobald die Kalilösung durch die Durchströmungsflüssigkeit aus aus den Koronargefäßen verdrängt ist, regelmäßig zu schlagen H. E. Hering).

Der Durchfluß durch die Koronargefäße kann gegebenenfalls gemessen werden, indem die aus dem Herzen abströmende Flüssigkeit in einem Trichter gesammelt wird und in eine Stromuhr von Condon fließt (Abb. 12, s. S. 48), welche jeweils nach Füllung mit 10 ccm Flüssigkeit umkippt und dabei einen elektrischen Kontakt schließt; ein Elektromagnet markiert darauf jeweils eine Marke auf den Kymographion.

Zeitschreibung 10 Sekunden.

Nach einer hinreichend langen Normalperiode wird nunmehr auf die Flasche II umgeschaltet, die mit einer Lösung von $1^1/_2$ mg g-Strophantin in 500 ccm Locke-Ringer gefüllt ist. Die gesamte Strophantinvergiftung läuft nun in ungefähr 15 Minuten ab. Das therapeutische Stadium ist meistens sehr deutlich an den

---

[1]) Sehr geeignet zur gleichzeitigen Registrierung der Vorhofs- und Kammerschläge ist der Hebel nach Keith-Lucas, welcher die Kontraktionen geradlinig aufzeichnet. Wir benutzen ein Modell, bei welchem beide Hebel an derselben Saite sich bewegen und daher Vorhof- und Kammerschläge vertikal übereinander registrieren.

Vorhofs- und Kammerkontraktionen zu sehen, das toxische Stadium äußert sich in Unregelmäßigkeiten der beiden Herzabschnitte, in partiellem und totalem Herzblock und zunehmender systolischer Kontraktur, welche schließlich in systolischen Stillstand übergeht.

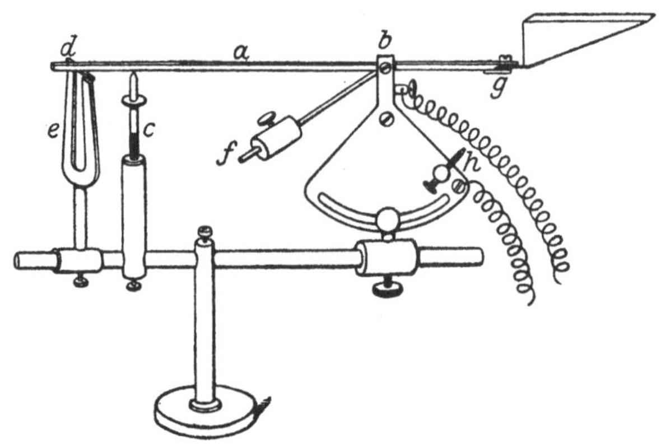

Abb. 12. Stromuhr nach Condon[1]).

An dem einen Ende des Hebels a, welcher bei b seinen Drehpunkt hat, sitzt ein Metallgefäß von 10 ccm Inhalt mit schiefem Boden, in welches die zu messende Flüssigkeit strömt. Der andere Arm des Hebels ruht auf der Spitze c, welche auf- und abwärts geschraubt werden kann.

Man stellt die Spitze c so ein, daß das an dem Hebel befestigte eiserne Stäbchen d, welches durch den Magneten e angezogen wird, nicht direkt mit e in Kontakt kommt. Wenn die Flüssigkeit in das Meßgefäß strömt, hält das an dem Stabe f verschiebbare Gegengewicht und die Anziehungskraft des Magneten den Hebel in diesem Stande, bis plötzlich das Gewicht des Gefäßes zu schwer wird und der Hebel umschlägt. Hierdurch wird zwischen dem Platinplättchen g und dem Platinstift h Kontakt hergestellt und ein elektrischer Strom geschlossen. In diesen Strom ist ein Elektromagnet eingeschaltet, der eine Marke auf das Kymographion schreibt.

Der Stift h kann nötigenfalls auch auf- und abwärts bewegt werden durch Drehung der dreieckigen Hartgummischeibe, an welcher der Stift befestigt ist.

Hat sich das Meßgefäß entleert, dann bringt das Gegengewicht den Hebel schnell wieder in seinen Ursprungsstand zurück, in welchem er durch den Magnet festgehalten wird. Der Magnet ist von wesentlicher Bedeutung für den Apparat, da mit dem Gegengewicht allein der Hebel nicht schnell genug umklappt.

---

[1]) N. C. Condon, Journ. of Physiol. 46 (Proc. Physiol. Soc. June 28. 1913).

Demonstration Vb.

Meltzer-Narkose.

Während dieser Demonstration kann gleichzeitig die Narkose durch intratracheale Insufflation nach Meltzer demonstriert werden.

Eine Katze wird unter der Glasglocke sehr tief narkotisiert, darauf auf den Rücken gelegt, das Maul mit einer Kieferklemme (Abb. 13) geöffnet, die Zunge mit einer Zungenzange (Abb. 14) stark nach vorne gezogen und der Kopf so gelagert, daß die Öffnung des Kehlkopfes sichtbar wird. Jetzt wird ein dünner Katheter durch die Glottis in die Trachea geschoben so weit, daß die Spitze gerade oberhalb der Bifurkation zu liegen kommt (man kann vorher an dem Brustkorb des Tieres ungefähr Maß nehmen). Hierauf wird das Maul des Tieres geschlossen, der Katheter an die Schnauze festgebunden, wofür ein Metallröhrchen mit 2 Ösen benutzt wird, das über den Katheter hingeschoben ist und gleichzeitig verhindert, daß das Tier den Katheter durchbeißen kann.

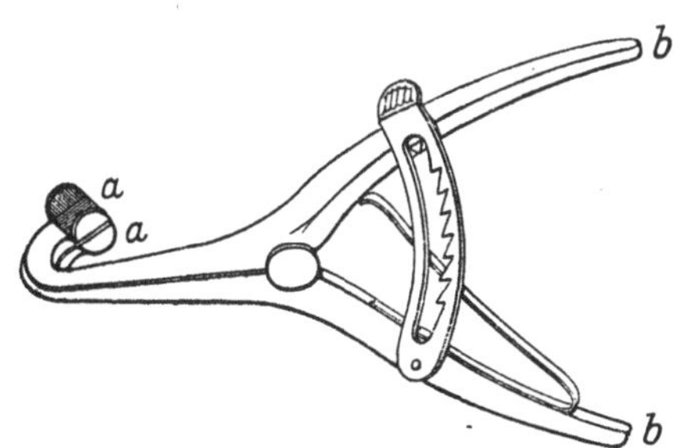

Abb. 13. Kieferklemme.

Die Backen a werden ins Maul zwischen den Ober- und Unterkiefer geschoben und durch Druck bei b der Mund geöffnet. Feder und gezähnte Sperre sorgen dafür, daß die Zange im gewünschten Stande stehen bleibt.

Zur Fortsetzung der Narkose wird nun aus einem Wasserstrahlgebläse ein kontinuierlicher Luftstrom eingeblasen, dessen Stärke so geregelt wird, daß der Thorax des Tieres gerade etwas erweitert ist, ohne daß jedoch der intrathorakale Druck zu stark erhöht wird. Der Luftstrom geht durch den Narkoseapparat (Abb. 6), wobei der Stand der Hähne so eingestellt wird, daß ein Teil der Luft den Äther passiert. Das Tier bleibt auf diese Weise ruhig in tiefer Narkose liegen.

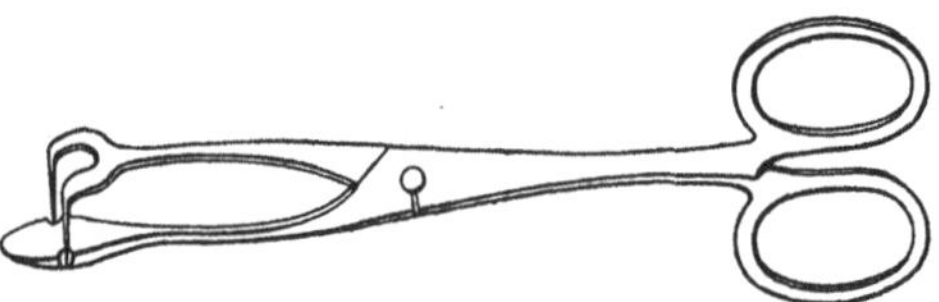

Abb. 14. Zungenzange.

Der eine Schenkel ist am Ende zu einer Platte verbreitert, der andere Schenkel endet in einer Gabel mit scharfen rechtwinklig abgebogenen Zähnen, welche in Vertiefungen der Platte passen.

Man kann an diesem Tiere noch den einen oder anderen Versuch anstellen, der bei einer früheren Demonstration zufällig unterbleiben mußte.

Demonstration VI.

Wirkung von Arzneimitteln auf das Atemzentrum.

Bei einem gewogenen Kaninchen ist vorher in leichter Narkose eine Venenkanüle in die Jugularis eingebunden. Das eine Nasenloch wird mit etwas 5 proz. Kokainlösung mit Hilfe eines Pinsels unempfindlich gemacht und das Tier darauf auf dem Rücken aufgespannt.

In das mit Kokain anästhesierte Nasenloch wird eine gläserne Arterienkanüle eingeführt und diese mit einem Mareyschen Tambour verbunden, der mit einer ziemlich schlaffen Gummimembran bespannt ist. Auf diese Weise kann die Atmung leicht auf dem Kymographion registriert werden.

Demonstriert wird:

1. Der Einfluß sensibeler Reize auf die Atmung:
   a) Anblasen,
   b) Rasseln mit dem Schlüsselbund,
   c) Vorhalten von Watte mit Chloroform vor das Nasenloch.
   a) und b) geben Verstärkung der Atmung,
   c) gibt Atemhemmung.
2. Einspritzung von 1 ccm 25% Alkohol intravenös: schwache Verstärkung der Atmung.
3. Einspritzung von 1 ccm 0,1% KCN intravenös: enorme Erregung der Atmung.
4. 10 mg Morphinum hydrochloricum pro Kilogramm intravenös: sofort Verminderung der Atmung, hauptsächlich bestehend in Verlangsamung mit langen Pausen; häufig auch periodische Atmung.
5. Wiederholung der sub 1 genannten sensibelen Reize.
6. Einspritzung von 10—20 mg Koffein bewirkt deutliche Erregung der Atmung. Diese ist noch stärker und länger dauernd nach
7. Einspritzung von 10 mg Atropin-Schwefelsäureester[1]).
8. Wiederholung der sub 1 genannten sensibelen Reize.
9. Enorme Erregung der Atmung nach Einspritzung von $2^1/_2$ ccm 10% NaH_2PO_4-Lösung (Wirkung der erhöhten H-Ionenkonzentration im Blute auf das Atemzentrum).

[1]) An Stelle von Koffein und Atropin-Schwefelsäureester kann auch 15 ccm gesättigte Kampferlösung in Ringer intravenös eingespritzt werden, wonach eine deutliche Verbesserung der durch Morphin verminderten Atmung erfolgt.